「体臭」「口臭」「加齢臭」が
劇的に改善する腸の習慣

においは1日で消える!

佐々木淳　土壌・腸内細菌研究家

自由国民社

はじめに

安倍内閣を倒したのは腸内細菌だった

2020年8月、安倍晋三首相（当時）が、突然、記者会見で辞意を表明しました。連続在任期間が歴代最長になった直後でしたが、中学生のときからの持病である「潰瘍性大腸炎」が悪化したのが理由でした。

みなさんは、この「潰瘍性大腸炎」という病気をご存じでしょうか？ 潰瘍性大腸炎とは、大腸の粘膜にびらんや潰瘍ができる大腸の炎症性疾患です。

特徴的な症状としては、激しい下痢や血便など。治療法の確立していない難病です。日本にも20万人以上の患者がいるといわれ、その数は年々増えています。

一般的に、潰瘍性大腸炎の原因は、自己免疫反応の異常、食生活などが関係していると考えられています。

しかし、じつはあまり知られてはいませんが「腸内細菌」のバランスの乱れが原因の一つなのです。ただ、ほとんどのお医者さんは腸内細菌のことを知らないので、原因は不明ということにされてしまうのが実情です。

炎症は細菌が原因なので、通常の治療では薬で殺菌します。その結果、腸内細菌のバランスが崩れるため、さらに症状が悪化するという悪循環に陥ります。それでいて、不治の病といわれるのです。

本当に怖い話ですね。

最近、順天堂大学大学院が発表した、興味深い「潰瘍性大腸炎」の治療法をご紹介しましょう。

それは、「便移植療法」というとてもユニークな治療法です。これはその名の通り、健康な人の便を患者の腸内に移植するという治療法です。

ちょっと汚いイメージを持つかもしれませんが、私は有効な治療法だと考えています。

人の体は、口からお尻まで一つにつながっていますが、その内側と外側に常在菌がバリアを張っています。この細菌のバリアが病原菌の働きを抑制し、さまざまな病気を防いでいます。

そして、健康な人の糞便には、さまざまな腸内細菌が存在し、そのバランスが整っています。その健康でバランスのいい腸内細菌を患者の体内に移植して健康を守ろうという治療法です。


この治療法は、「患者に健康な人から採取した糞便を移植して腸内細菌のバランスを改善する」という理にかなった方法だと思いますが、施術費がとても高いのでおいそれとできません。

また、一回施術しても腸内細菌のバランスが崩れて再発してしまうことがあります。お金持ちならまた便移植ができるかもしれませんが、一般人には難しいと思います。


ほとんどのお医者さんは、残念ながら腸内細菌のことを知りません。そのため腸内細菌が原因で起こる病気は、原因不明と診断されて治せないとされてしまうのです。

これは本当に大きな問題だと思います。

安倍前首相は、新型コロナウイルス対策やそれに伴うオリンピック・パラリンピックの延期などで多忙になり、ストレスが増えたのかもしれません。それが原因で体内の腸内細菌のバランスが崩れてしまい、「潰瘍性大腸炎」の症状が悪化したのだと想像できます。

歴代最長となった政権を終わらせたのが、国民でもなく、野党でもなく、腸内細菌だったというのは、なんとも驚く話だと思いませんか？

最近、腸内細菌が話題になり「腸内細菌のバランスを整える」や「乳酸菌を補給する」などといろいろなことが言われていますが、現代人はそれ以上に腸内細菌を痛めつけています。

日本の食品は保存料や残留塩素などで腸内細菌をやっつけるためにあるようなものです。**腸内細菌のバランスを崩すことは、病気や体の奥から臭う体臭の原因になります。**

本書では腸内細菌のバランスを取るためにはどうしたらいいのか、そもそも腸内細菌とは何かを考えていきたいと思います。

また、皮膚常在菌の存在も忘れてはいけません。じつは皮膚常在菌も私たちの体を覆い守ってくれているのです。

このコロナ禍で建物に入るたびにアルコールで消毒しますが、これは皮膚常在菌を剝がしている行為です。皮膚常在菌が少なくなってしまうと、肌が荒れてしまったり、感染症にかかったり、臭いを発するということにつながってしまいます。

腸内細菌のバランスを崩すと体の中から、皮膚常在菌のバランスを崩すと体の表面から臭いを出します。体臭で悩んでいる人は大変多いと聞きます。臭う原因は何か、どうしたら臭いをなくすことができるか、悩みを解消できるお手伝いができれば幸いです。

本書では、腸内細菌のすごさを知っていただきながら、読者のみなさんの体臭や病気などに効果のある具体的な生活習慣についてお伝えしていきます。

目次

第2章　臭いの原因はどこにある？　49

第5章 体の臭いは1日で消える！ 127

第6章 免疫力を高めて10歳若返る 145

第7章 自然治癒力こそ真に病気を治す 159

第1章

99%の日本人は臭いが気になる

臭いが「気にならない人」はたった1％

ａｕコマース＆ライフ株式会社が行った「臭い・体臭」の対策方法アンケート調査によると、「生活している中で、他人や周辺の臭いについてどう感じるかについて」の質問に「臭いが気にならない／気づかない」と回答したのは、全体のわずか1％だったそうです。

これは裏を返せば、**日本人の99％は臭いが気になって生活している**ということになります。

そして、女性の70％が「周囲に臭いが気になる人がいる」と回答。しかも、その女性の半数は、相手に臭いを指摘できずに我慢しているそうです。最近では、「スメルハラスメント」という言葉も生まれ、臭いについて多くの人の関心が高まっています。

このアンケートでは毎日体臭ケアをしている人は、49・5％と約半数にものぼるそうです。

私は、エチケットとして自分の体臭をケアすることには賛成です。

しかし私が気になるのは、この体臭ケアのほとんどが効果のない方法だったり、間違って逆に体臭が増してしまう方法が多いことです。また、強い香水を使うなど、別の臭いでごまかすといった対症療法的なものが多いのです。

つまり、「根本的に臭いの根源を断つ」という方法をほとんどの人が実践していないということ。もちろん知らなければできないですよね。これからこの一冊をかけてじっくりとその方法をご紹介したいと思います。

まずは「臭い」はどこからくるのか。

じつは、臭いの発生源は、腸にあります。もう少し詳しく言うと、体臭は腸内細菌のバランスが崩れていることが原因なのです。

詳しくはのちほど説明しますが、腸内にはさまざまな細菌が存在しています。細菌たちは絶妙なバランスを保っており、私たちの体を守っています。そのバランスが崩れて、臭いの原因となる細菌が極端に増えてしまうと、体臭が強くなってしまうのです。

ですから、臭いの問題を根本的に解決するためには、腸内細菌のバランスを整えることがもっとも重要なのです。

極端な話、腸内細菌を活用することで、「臭いを1日で消す」ことも可能です。

本書では、巷に溢れている「残念な臭い対策」にも触れながら、臭いを根本的に消すための正しい生活習慣をご紹介していきたいと思います。

臭いが気になって仕事にならない

先ほどのアンケートで、99％の人が「臭いが気になる」と回答したとお伝えしましたが、それはあくまで「他人や周辺の臭い」であって、自分の臭いにはなかなか気づかないものです。

ただし、口臭などとは違い、足の臭いは自分でも臭いとわかります。

例えばブーツを脱いだとき、蒸れた臭いがもわっと……。ブーツの中は温かい上に、通気性の悪い化学繊維で足は蒸れ放題。ブーツとストッキングは足が臭くなる最強のタッグなのです。

そんな足で人のおうちにお邪魔したくはありませんね。気の置けない友人であれば笑い話で済むかもしれませんが、もし仕事で個人宅を訪問するような機会があったら……。想像してもらえればわかりますよね。

もちろん、本人が気づかない口臭や体臭が仕事をする上で問題となることもあるでしょう。営業などで初めて会うお客さんに「臭い」なんて思われたらその時点でアウト、第一印象は最悪です。

オフィス内でも臭いが原因でコミュニケーションが取りづらくなることもあります。例えば口臭のきつい上司とは、大事なことを話していても口臭が気になって身が入りません。

そんなふうに、「ああ、自分は臭ってないかな」「あの人の臭い気になるな」といったように、**臭いが気になって仕事ができないという状況は、いつだって起こりえるものです。**

いまはコスメティックバイオレンスという言葉もあるそうです。自分の臭いが気になって、本来はいい香りを振り撒くはずの香水を必要以上に使ってしまう。そうして強烈な臭いを発して、周りに迷惑をかけてしまうことをいうそうです。

きっと心当たりがあるはずです。もしかしたらそれは他人ではなく、あなた自身なのかもしれないのです。

臭う彼女と別れたい男性が4割

化粧品会社の株式会社マンダムが実施した「男性美容や身だしなみに関する男女の意識調査」というアンケートでは、さらに衝撃的な回答がありました。

「恋人の臭いが気になったらどう思うか？」という質問に対して約40％の男性が「別れたくなる」と回答したのです。

そんなことを言うなんて信じられない。自分の彼女だったら別れようと思わない。そんなふうに思うかもしれません。たしかに彼女のことを好きになったのは、きっとその内面だったり、かわいらしい容姿だったりするのかもしれません。

女性への偏見というつもりはまったくありませんが、男性の女性に対するイメージは、近づくとほんのりいい香りがするようなもの。本当に勝手な妄想だと思いますが、意外とそんな理想を抱いている男性もいるのです。きっとそういう「ほんのりいい香り」からは、優しさといったものを連想するのかもしれません。

反対に強烈な香水の臭いは、とげとげしさや性格のきつさをイメージしませんか？　それと同じように口臭や体臭の嫌な臭いからは、だらしないというイメージを持ってしまう人も多いということです。本人はちゃんとお風呂にも入って歯も磨いて規則正しい生活をしていたとしても、他人はそう感じてしまうのです。

アンケートでは男性の回答のほうが目立っていましたが、もちろん女性だって「臭う」男性となんて別れたいと思うはずです。もしくは、そもそも恋愛の対象にならないということなのかもしれません。

恋人同士で一番の問題となるのが、デリケートゾーンの臭いです。

昔、友人からこんな相談を受けたことがあります。

「彼女とHをするのが嫌だ」というのです。理由を聞くと、デリケートゾーンの臭いが原因だというのです。そのときはとてもセンシティブな問題のような気がして、どう返事をしていいかわからず、曖昧なままにしてしまいました。

とてもお似合いのカップルだと思っていましたが、この相談の後しばらくすると二人は別れていました。

このようなカップルは意外と多く、セックスの問題のほかにももっと些細な、例えば口臭がきつくキスをするのが嫌だ、といったことも別れる原因となっているようです。

娘から嫌われるお父さん

「お父さんの後にはトイレに入りたくない！」

娘からだけではなく、奥さんからも言われます。相当臭いのでしょうね。

トイレだけではありません。オヤジ臭が嫌だとか、お父さんの枕カバーは臭いとか、洗濯物も一緒は嫌とか、お父さんの洗濯物は菜箸でつまむとか、お父さんの前にお風呂に入りたいとか散々です。

じつは、**臭いのはお父さんだけではありません。**女の人でも、子供でも、ペットでも、臭いの問題が出ています。世の中全体が臭い方向に向かっています。

口臭、脇の臭い、足の臭い、デリケートゾーンの臭い、体全体から臭う体臭など、これらはその人が持っている資質でない場合がほとんどで、嫌な臭いはなくすことができます。

しかし、放っておくと重篤な病気につながるおそれもあります。

まずみなさんに知っていただきたいのは、細菌の話です。

いま、世の中は、除菌除菌で除菌の嵐です。なぜ細菌が嫌われるのかというと、1800年代後半に病気が病原性の細菌から生まれるということが発見されたことから始まります。次々と病原性の細菌が発見され、「細菌＝病気」というイメージがあるからです。

この**除菌の嵐は、私たちから抵抗力を奪っています。**そして、この本の主題である臭いも関係してくるのです。ちょっと長くはなりますが、細菌のことを知ってもらわなければなりません。

健康や環境にも関係している話なので、じっくりとお読みいただければと思います。

細菌が作り上げた地球環境

腸内細菌が口から入ってくるということは、環境中の細菌が入ってくるということになります。「環境中の細菌」という表現だとどんなものか想像するのは難しいかもしれませんね。ここではその「環境中の細菌」とは何なのかを考えます。

そのためには細菌1匹1匹を見てもわかりません。「環境中」という言葉からもわかるように、無数にある細菌たちすべてのことを指すのですから。ではどうすればいいか。それには地球の歴史から細菌全体を見ていく必要があります。そうすることで、いま活躍している細菌たちが何者であるかがわかってくるのです。

人の歴史は700万年ほどです。それに対して**細菌は38億年の歴史**を持っています。

細菌は生まれてから32億年の間、海の中にいました。その32億年の間に細菌が海をいまの環境に変えていったといわれています。

地球に酸素を生み出したのも細菌です。30億年ほど前にシアノバクテリアという細菌が海の中で酸素を作り出し、二酸化炭素で充満していた大気に酸素を供給しました。

現在の植物と動物が住める地球の環境を作り上げたのは細菌たちなのです。

どんな細菌たちが地球の環境を作り上げてきたか詳しく見ていきましょう。

6億年前に海の浅瀬で植物や動物が繁殖します。それ以前は動物の死体や枯れた植物が波打ち際に打ちあがっても変質し乾燥するだけでした。

なぜならそこには波長の短い強烈な紫外線が降り注いでいるために、それらを分解する細菌たちが生きていられなかったからです。だから陸地は植物も生えていない荒涼とした岩と砂の大地でした。

そこから少し経ち、4〜5億年前にシアノバクテリアのおかげで大気中に酸素が加わります。その酸素が生み出したのがオゾン層。そのおかげで波長の短い危険な紫外線が地上に降り注がなくなったのです。いままで海の中だけが生存範囲だった細菌は、陸地にも勢力範囲を広げます。

ここが問題です。どんな細菌たちが陸地に向かうのでしょうか？

陸地に向かうということは、そこに細菌たちの餌がなければなりません。波打ち際には動物の死体と枯れた植物があり、この餌を求めて細菌たちは海から波打ち際という陸地に向かいます。

そこで細菌たちは動物と植物を分解して土を作ります。その土は、海で育った動物と植物の死骸で海のミネラルをたっぷり含んでいます。

そうして有機物が何もなかった砂と岩の荒れ果てた陸地にミネラルを含んだ土ができたことで、４億年前に植物が陸にあるミネラルを求めて上陸します。そして次はその植物を求めて動物が上陸します。その動物を求めてまた動物が上陸し、というふうに、さまざまな生物が海から内陸に向かって動き出しました。

砂と岩だらけだった陸地が土に変わりそこに植物が生え、動物が闊歩するようになったのです。

動植物を餌とし、ミネラルにまで分解して土を作る細菌。海の中に溢れていたこれらの細菌が陸地にあがってきたのです。

この細菌たちが作った土の中には、もちろん乳酸菌もいますが、1種類や2種類ではなく、いまだ発見されていない乳酸菌もいるぐらいに、数多くの種類の乳酸菌がいます。

その乳酸菌たちも誰かが分解したものをさらに分解したり合成したりして、地球の循環を支えている細菌ですが、乳酸菌だけでは地球の環境を作ることはできません。さまざまな細菌たちが38億年かけて動物と植物が住める地球の環境を作ってきたのです。

彼らから見たら「ぽっと出」でしかない人間なんかには環境を作ることができるはずがありません。自然界の動物は環境を破壊しないよう維持に努めていますが、人はそれを破壊し続けています。

じつは、この「破壊」が臭いに関係してくるのです。

細菌の歴史

46億年前　地球が誕生する。

44億年前　海の原形ができあがる。

38億年前　海の中に細菌が誕生する。

30億年前　シアノバクテリアが海の中で酸素を作り出す。

6億年前　海の浅瀬で動植物が繁殖を開始。

5～4億年前　大気中に酸素が加わりオゾン層ができあがる。動物の死骸と枯れた植物を餌とするため細菌が陸に上がる。

4億年前　細菌が作り出したミネラルたっぷりの土を求めて、植物が陸に繁殖する。そのあとを追うように、動物たちが陸を生存の場とし始める。

300万年前　人類が誕生する。

地球ができてから46億年、細菌が誕生してから38億年、動植物が出てきたのが6億年前。細菌たちは、動植物の住める環境を32億年かけて築いてきたのです。私たち人間がそのすべてを把握しきれないほど「さまざまな」細菌たちが作った環境がいまの地球環境なのです。その中で私たちは生まれます。だから、さまざまな細菌がさまざまなままでいる環境であれば、ある臭いを「クサイ」とは思わないのです。

例えば、日本生まれ日本育ちの人が海外旅行で、東南アジアへ出かけたとしたら、空港に降りた途端に「エスニックな香りがする」と感じるでしょう。反対に海外の人が日本に来て羽田空港に降りると、「ショウユくさい」とか「ミソくさい」という人がいます。

でも日本育ちの人は羽田空港を「醤油臭い」と感じることはないですよね。これと同じように私たちは、さまざまな細菌たちが作った地球の環境の中で生まれているので、さまざまな細菌が作り出した臭いを「クサイ」とは思わないのです。

もし宇宙人が来れば、地球は臭いと言うかもしれませんが……。

臭うのは病気の始まりだった

人の5000倍もの嗅覚を持つ犬が、癌を発症している人を見つけるという話を聞いたことがあります。人がわからないほどの臭いを嗅ぎつけるのでしょう。たかが臭いと軽く見てはいけません。

嫌な臭いが出るということは、臭っている場所の細菌バランスが崩れているということです。

動物の体は、内も外もすべて細菌で覆われていて、他の細菌の侵入を防いでいます。そのバランスが崩れるということは、病原性の細菌の侵入を許すということなのです。

体の中からの臭いは、重篤な病気につながる可能性があります。

臭いの原因となるのは腸内細菌のバランスの崩れで、免疫力の低下につながります。腸は免疫の70％を司る場所などといわれていますが、私は免疫の100％が腸に関係していると思っています。

腸というのは、単独では何もできない臓器です。腸内細菌があって初めて意味を持つ臓器です。のちほど詳しく説明しますが、免疫の機能もこの腸内細菌が深く関係しているのです。

腸内細菌といってもさまざまな種類のものがありますが、個々の細菌だけを見ているだけではあまり意味がありません。もっとも重要なのは「バランス」なのです。

テレビコマーシャルでも「バランスが大事」といったものが多くあります。しかし、それらの商品の多くは「バランスを取るために乳酸菌飲料を摂りましょう」といったものです。

乳酸菌商品は飲料のほかにもサプリメントなどとても多く見かけますが、乳酸菌だけを取り入れてもバランスはよくなりません。それどころか乳酸菌を摂りすぎることで反対にバランスを崩す人もいます。

腸内細菌のバランスが崩れるとウンチが臭うようになります。ウンチの臭いは体の中からの便りです。

ウンチが臭いということは、腸内細菌のバランスを崩している証拠です。体の中からのもっともわかりやすい便りであるウンチの臭いが、いつもと違って「臭い」と感じたら、それは体が病気に侵されている、あるいは侵され始めているというサインかもしれません。

腸内バランスは一人ひとり異なる

「腸内細菌のバランス」と簡単にいいますが、乳酸菌を摂れば整うというようなものではありません。その人のバランスは、食べるものにより変わります。

お肉をたくさん食べる人は、タンパク質を分解する細菌たちが多くなり、野菜をたくさん食べる人は植物を分解する細菌たちが多くなります。家族で同じようなものを食べていても、お肉の量や野菜の量でバランスは変わっていきます。

よく腸内細菌のバランスは生まれたときから変わらないとか、3歳までに決まるなどといわれますが、人の歴史を見るとそれは間違っていることがわかります。

エチオピアに出現したといわれる人の祖先は、食べ物を求めて移動します。海のなかったエチオピアから海のある南アフリカに移動した祖先は、いままで食べたこともなかった魚や海藻を食べ始めます。

生まれたときや3歳までに腸内細菌が決まってしまうとなると、4歳以上になってから移動してきた人は魚や海藻は一切食べられなかったということになります。

しかし、エチオピアから世界中に移動した人々が現在に至るまで生きているということは、後からも新しい腸内細菌は入ってくるとしか考えられません。

もう一つよくいわれているのは、日本人の体には海藻を分解する腸内細菌がいて、ヨーロッパの人にはいないということ。

もし生まれたとき、あるいは3歳までに腸内細菌の種類が決まるのだとしたら、日本に来た人の祖先は3歳以下だったということになります。しかし、現実的にそんなことは考えられません。

ですから、例えば若いときにヨーロッパから日本に移住してワカメの味噌汁を食べ続けているヨーロッパの人の腸内細菌の中には海藻を分解する細菌が後から入ってきて、きちんと海藻を分解しているはずなのです。

腸内細菌はいつでも腸に入ってきます。だから腸内細菌のバランスは人それぞれ違うのです。

乳酸菌が腸内細菌を殺す

「腸内バランスを整える」と言っているはずなのに、なぜ世の中では乳酸菌ばかりが話題になるのでしょうか。

それは１９００年代の初頭、ブルガリアの田舎に健康で長寿の村があるというところから始まります。その村人たちがヨーグルトを毎日食べていたということなのです。

そこで、どうしてヨーグルトが健康に効果があったのかを調べてみると、ヨーグルトに多く含まれる乳酸菌が胃で消化され、腸内でアミノ酸とミネラルに分解されて健康効果があるということがわかりました。

たしかにヨーグルトは体にいいということはわかりましたが、これは１９００年代のブルガリアの田舎の話です。農薬もなければ添加物もありません。村人の腸内細菌のバランスは完璧に近かったと想像できます。その腸内細菌たちが喜んで、健康長寿になったのです。

現代の日本人は農薬まみれ添加物まみれ保存料まみれの食生活。腸内細菌のバランスは乱れに乱れています。そんな乱れた腸内細菌たちが喜んだところでどの程度効果があるのか疑問を持たざるを得ません。

乳酸菌サプリメントの中に、「腸まで届く」というものがあります。もともとは腸まで届かなくても効果のあった乳酸菌が爆発的な人気となり、それならば、ということで、「腸まで届く」という売り文句のものが出てきてしまいました。

これは「腸まで届いたほうが効果が高い」という認識のもとに生まれた商品ですが、**乳酸菌は非常に強い細菌なので、大量にいると他の細菌を殺してしまうという側面も持っている**のです。

私の友人の一人は、乳酸菌のサプリメントをメーカーの言う通り真面目に毎日飲んでいました。するとある時期から脂っこいものを食べると下痢になり、大好きだったコーヒーも飲むとお腹の調子がおかしくなるという状態になってしまいました。

それどころか、インフルエンザが流行すると間違いなくかかってしまうし、何かあるごとに風邪をひいてしまうという体になってしまったのです。

これは明らかに乳酸菌ばかりを摂ったために腸内細菌のバランスが崩れた結果です。この友人は乳酸菌のサプリメントを毎日摂取するということ以外には、他のサプリメントなどを摂っていなかったですし、健康のためにといった理由で新しいことを始めたというわけではありませんでした。

脂っこいもので下痢になるというのは油を腸内細菌たちが分解できなくなった結果であり、風邪をひきやすくなったというのは腸内細菌のバランスが崩れたために免疫力が低下してしまった結果です。

どうしてそれがわかったか。先ほどお話しした体からのシグナル「ウンチの臭い」です。「どうも調子が悪い」と言い始めたころから、この友人のウンチはそれまでとは違い非常に臭くなっていたのです。

もう一つ乳酸菌だけでは悪影響があるという例があります。

以前、乳酸菌を畑に入れる農法が流行りました。しかし、数年それをやり続けると畑の土がダメになってしまったのです。畑で何が起こったのかというと、乳酸菌が土にもともといた他の細菌たちを殺してしまったのです。

乳酸菌は強い細菌です。集団で土に入れると他の細菌を殺してしまいます。すると土の中で有機物が分解できなくなり、植物の栄養であるミネラルが作られなくなり、団粒構造も崩壊していきます。そのため土がダメになって、結果的に健康的で美味しい作物が育たなくなってしまったのです。乳酸菌がそれほどの損害を与えるなんて想像できますか？

乳酸菌が他の細菌を殺すというこの仕組みを使ったものが日本酒の製造過程にあります。

日本酒の製造過程は蒸したお米に麹を振りかけ、お米のでんぷんを糖に変えることから始まります。その糖が酵母とくっつくことにより、アルコールとなり日本酒ができます。

糖はいろいろな細菌が好きなので、もしその空間が雑菌だらけになってしまったらすべてが台なし、いろいろな細菌とくっつきいろいろな分解をされてしまいます。結果的にお酒ができなくなってしまいます。

そこで乳酸菌が活躍します。乳酸菌を投入し細菌を殺すことで雑菌をリセットし、そこに酵母を入れます。酵母は乳酸菌環境の中でも生き残り、勢力を伸ばすことができる細菌です。そうして生き残った酵母が糖をアルコールに変え日本酒ができるのです。

腸内細菌が喜ぶ体温維持は必要

お腹が冷えてお腹が痛くなったことはありませんか？

腸内の温度は体温で保たれています。腸内の温度が下がると、腸内細菌の活動が低下します。そうなると腸内で食べたものの発酵が偏り、「腐敗発酵」となってしまいます。

体は危険だと判断して早く便として出そうとする。それが「お腹が痛くなって下痢になる」という症状を引き起こすのです。

腸内細菌からすると最適な腸内環境というのは、湿り気があり働きやすい温度であ

乳酸菌は人にいいことも悪いこともする

いいこと

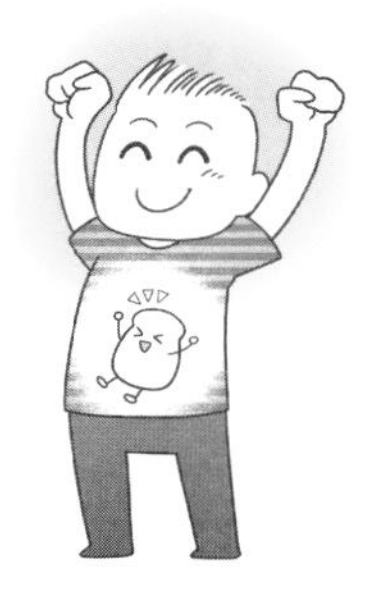

胃で乳酸菌が正常に消化され、腸内でアミノ酸とミネラルに分解されることで健康効果をもたらしてくれます。

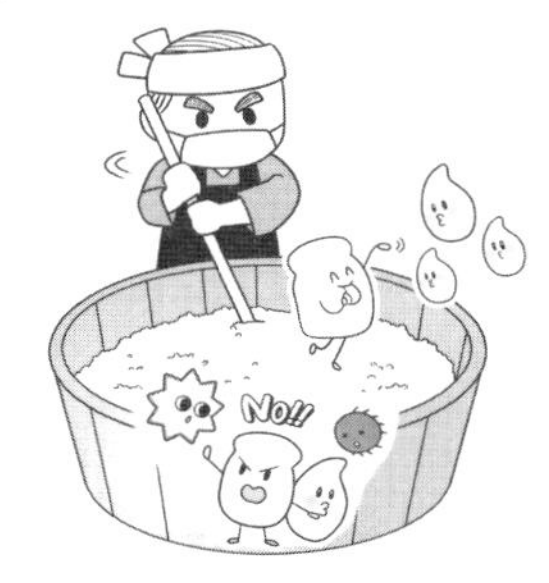

糖がさまざまな細菌とくっついてしまうと日本酒はダメになってしまいます。それを防いでくれるのが乳酸菌。おかげでおいしい日本酒ができあがるのです。

悪いこと

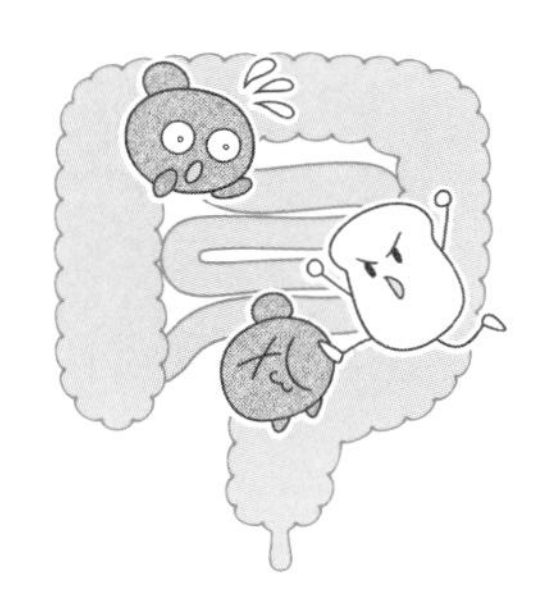

胃で正常に消化されなかった乳酸菌は、腸内で分解されずにほかの腸内細菌を殺してしまうことも。

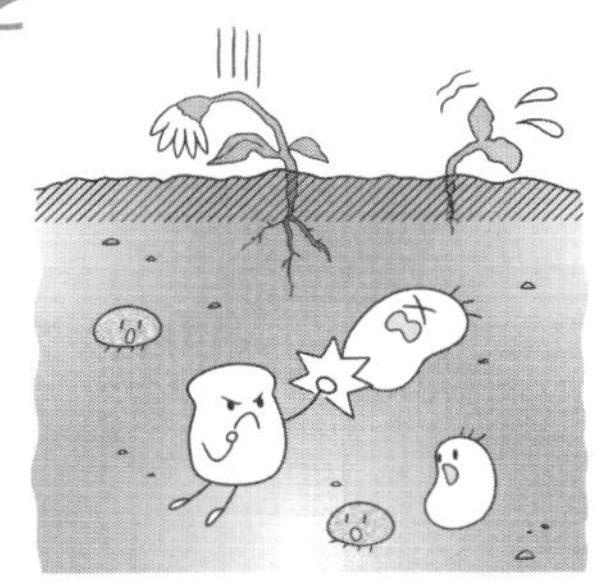

畑にもともといた細菌を殺してしまい、土のバランスが崩れます。その結果、ミネラルが作られず作物が育たなくなってしまいます。

る状況です。働きやすい温度というのは、もちろん平熱の体温がもたらす腸内温度です。

じつは人の体は、腸内温度を一定に保つために、血液で微調整をしています。血液の流れが悪ければ、温度調整が滞るようになります。すると腸内細菌がうまく働かず免疫力が低下することもあります。

血液の流れをスムーズにするには、血液がサラサラでなければなりませんし、弾力性がありしなやかな血管でなければなりません。血圧の高い人は血液がドロドロで血管の弾力性がありません。ゆえに血液の流れが悪くなり、結果的に腸内も悪環境になってしまいます。

腸内細菌がうまく働かなければ体の調子が悪くなるというのは先述した通り。つまり**適正な体温を維持することができる血液の流れを作り、腸内細菌が喜ぶ環境を作ってあげることが必要**となるのです。

誰も知らない腸内細菌の役割

大事大事といわれている腸内細菌ですが、「なぜ大事なのか?」と聞かれて答えられる人は少ないと思います。なぜ答えられないかというと、誰も本当のことを教えてくれないからです。

腸内細菌は動物が食べたものからビタミン、アミノ酸、免疫に関係する物質の材料、体中で使われる酵素やホルモン、幸せを感じるためのドーパミンやセロトニンなどの神経伝達物質やその他の体中を駆け巡る神経伝達物質、これらすべての材料を作っているのです。

そうです、**腸内細菌がいなければ、成長もできなければ、走ることも考えることもできず、そもそも生きていくことができない**のです。だから大事なのです。

なぜこんな大事なことを教えてくれないのでしょう。

これも乳酸菌信仰が関係します。私はある腸内細菌の研究者に質問しました。ほとんどの研究者は「乳酸菌、乳酸菌」と一点張りなので、

「腸内細菌が体中で使われる物質を作っていますよね。乳酸菌だけでは無理ではないですか？」

と質問したところ、

「それは言えません」

と言われました。

「それは違います」と言われるなら話は簡単ですが、「それは言えません」と言われたのです。

どうにも納得がいかずにいろいろと調べてみると、腸内細菌を研究している先生方のほとんどは、乳酸菌メーカーからお金をもらって研究していることがわかりました。つまり、先生方は腸内細菌全体ではなく、乳酸菌を徹底的に調べてその中からウルトラスーパーな乳酸菌を探さなければならないのです。

先生方も食べていかなければならないのでそれは仕方ないことだと思います。しかし、本当のことを言わないのは問題です。

大事なことなのでもう一度言います。腸内細菌は体中で使われるさまざまな物質の材料を作っている、だから大事なのです。

私たちの体は口からお尻の穴まで外側と内側でつながっている

私たちの体の表面はどこでしょうか？

こう表現すると、多くの人が肌を想像するでしょう。もちろん、外気と触れている肌も体の表面です。しかし、じつはもう一つ表面があります。それは体の内側になるのです。

体の内側の表面というのは、口からお尻の穴までの内側のことです。この内側と外側が外界と接触する「体の表面」です。

外界と接触する部分は細菌とも接触し、攻撃を受けて病気になる可能性があります。そのため私たちは、外敵と接触する部分に防衛機能を持っています。防衛機能といっても体そのものが持っている機能ではなく、細菌たちが働くことで作用する機能です。細菌の種類はさまざまなので総称して常在菌と呼んでいます。体に「常に存在する菌」ということですね。

「えっ！　なんで細菌が防衛の機能を持っているの?」と驚かれるかもしれません。しかし、**病原性などの悪い細菌から私たちの体を守ってくれているのは、常に私たちの体にいる「細菌たち」なのです。**

善玉菌、悪玉菌は意味がない

いま私はあえて、病原性などの「悪い細菌」という表現をしました。みなさんはもちろん善玉菌、悪玉菌という言葉をご存じだと思います。そして私たちを守っているのは善玉菌だろうと多くの人は思っているかもしれません。

はっきり言います。**私は善玉菌、悪玉菌という考え方を否定します。**善玉菌、悪玉菌という考え方でいうと悪玉菌はいないほうがいい、善玉菌だけがいっぱいいてくれれば幸せだということになります。その考えをひっくり返すお話をします。

地球の表面上にはさまざまな細菌がいます。そのうち調べがついて特徴がわかり名前がついているものは、1％とも1％未満ともいわれています。

なぜはっきり何％と言えないかというと、分母がわからないから。世の中にどれだけの細菌がいるのかというのは誰にもわかっていないのです。だから仕方のないことなのかもしれませんが、細菌に関しては、どの研究者も全体を見ずに、1匹1匹を見るという「木を見て森を見ず」状態なのです。

木を1本1本見るとどうなるでしょう。

森は地球の環境を守るCO_2の削減に役立っているという側面はあるはずです。しかし、種類の違う木なので、1本1本を見ると「この木は果実ができない」という木もあるでしょうし、「家の柱にもならない柔らかい木だから悪い木だ」ということにもなります。

「美味しい果実をつけるし、家の立派な柱になる」からよい木だと誰が言い切れるでしょうか。それは人の都合で決めているにすぎません。

細菌たちも同じです。この細菌は漬物を作るから人の役に立つ善玉菌、この細菌の仲間に病気の原因になる奴がいるから悪玉菌、何をしているのかわからないから日和見菌といったふうに決めつけているだけなのです。

腸内細菌はどこからやって来た?

みなからもてはやされている乳酸菌。漬物も作るし、ヨーグルトも作るし、腸内環境を整えてくれるし、これは善玉菌に違いないと思っておられるでしょう。漬物もヨーグルトも美味しくて私も大好きです。それだから善玉菌というのには異議があります。これを理解するには、腸内細菌とは何かを知る必要があります。

まず腸内細菌はどこから来たのかというお話をしましょう。

お母さんのお腹の中から私たちは生まれてきます。お母さんの子宮の中は無菌状態だという説と、菌だらけという2つの説がありますが、子宮の中は無菌状態だと仮定したほうがわかりやすいのでそちらで考えましょう。

お母さんの子宮の中が無菌状態であれば、生まれてくる子は無菌で生まれてきます。当然、腸内細菌もいません。

それがいつの間にか100兆、いや1000兆の菌がいるといわれています。いなかったものがいつの間にかそんなにたくさんいるのだから、どこから来たのだろうと不思議に思いますが、これにはなかなか定説がありません。

お母さんの産道で細菌を受け取るという説があります。お母さんの産道で受け取るというのは、受け取ったらそのままそれを維持するという考え方です。

成長してからは、口から入ってきても胃酸で殺されて腸まで届かないというのです。そうなると双子の赤ちゃんは同時期に産道を通ってくるので腸内細菌叢(そう)は同じはずです。しかし調べてみると二人とも違う腸内細菌を持っています。

ということは産道で受け取る、子宮で受け取る、そしてそれを維持するという考え方は間違いだということになります。

もし産道や子宮で受け取ったとしても、後から腸内に入っていく細菌も存在すると考えたほうが双子でも腸内細菌叢が違うというのにも説明がつきます。

腸内に細菌が入るとしたら、入口は口かお尻の穴のどちらでしょうか？

お尻の穴は出るばかりですぼまっていますので、細菌といえども入るのは難しそうです。

口は常に開閉していますし、何より食事をするので食べ物についた細菌が入ってきます。おまけに「寝ている間に口の中で細菌が増殖する」などとコマーシャルでも言っているように、細菌の住みやすい湿気や温度があるので、口は細菌が増殖するのに最適な環境なのです。

細菌の増殖しやすい環境である口からどの動物も物を食べるということは、**常に口から細菌を腸に送り込んでいる**ともいえます。

「胃酸で殺されて腸まで届かない」とよくいわれますが、歯周病菌が腸まで届いてしまい体によくないので、起きてからすぐに水を飲んではいけない、うがいをしてから水を飲むべきなどともいわれています。

もちろん、胃酸で殺される細菌もいるでしょうが、すべてがそうでなく腸まで届く細菌もいるということなのです。

第２章

臭いの原因はどこにある？

腸内細菌と臭いの関係とは？

臭いには体の表面から臭うものと、体の中から臭うものがありますが、そのどちらも細菌と関係しています。

体の表面から臭うものは、皮膚常在菌と関係があり、体の中から臭うものの中で口臭は口腔常在菌、便やおならの臭い、オヤジ臭、加齢臭といったものは、腸内細菌が関係している可能性があります。

体の表面は、第1章で説明した内側も外側も、体から出る分泌物を餌に集まってきた細菌たちに守られています。

例えば、体の表面にいる細菌たちは皮脂を食べて脂肪酸とグリセリンを作り肌を保湿しています。石鹸で体を洗いすぎるとその細菌がいなくなるので、油が分解できなくなり、酸化した皮脂の臭いを放つようになります。

また、皮膚常在菌のバランスの崩れが腐敗臭につながります。

汗をかいたり、お風呂に入っていなかったりすると、体の臭いが気になります。早くお風呂に入って臭いを石鹸で洗い流してさっぱりしたいと思うでしょう。

しかし、少しだけ待ってください。石鹸は基本的にアルカリ性で細菌を殺してしまうのです。特に殺菌剤入りの石鹸で体を洗うと皮膚常在菌のバランスを崩してしまいます。そして、結果的にもっと臭くなってしまうということにもなりかねません。

脇の下が気になるからといって、一生懸命洗って、さらに消毒剤入りのスプレーを使うということをしてしまうと、臭いが消えるどころかますます臭くなってしまうのです。

次は体の内側の話です。

腸内細菌は、私たちが食べたものを発酵（分解、合成）して、ビタミンやアミノ酸など体に必要な栄養素を作り出します。

さらに、体の中の臓器などが出す酵素の材料や、癌の発生や病原菌が入ってきたことなどを知らせるために体中を駆け巡るさまざまな神経伝達物質、幸せを感じるためのドーパミンやセロトニン、母性本能のオキシトシンなどホルモンの材料といったものも腸内細菌が作っています。

また、腸内細菌がバランスよくいないと膵臓（すいぞう）に必要なインスリンの材料が作れず、インスリンが出づらくなり、変性（質が悪くなること）するということになるのです。

このように腸内細菌はものすごく大事な存在なのです。

そして、腸内細菌は臭いと強く関係しています。先ほど腸内細菌が食べたものを発酵して栄養素を作るとお伝えしましたが、腸内細菌のバランスが崩れるとそれが腐敗発酵になってしまいます。

バランスの取れた腸内細菌は、タンパク質、でんぷん、油脂、セルロース（これらは動物と植物を構成するもの）を発酵、分解、合成し、体に必要な物質の材料を作りますが、腐敗発酵では材料が作り出せません。

腸内細菌のバランスが取れた発酵は臭いませんが、腐敗発酵は悪臭を発します。これが体の中から出てくる臭いの原因となるのです。

ちなみに発酵と腐敗発酵はじつは同じ発酵です。人に都合がよければ発酵で、都合が悪ければ腐敗発酵と便宜的に呼んでいるだけです。

漬物は乳酸発酵で人に都合がいいので発酵。その漬物が見た目も汚い色になり悪臭を放ってとても食べられそうにないとなれば腐敗発酵となります。見た目も悪く悪臭を放っていても食べたら美味しかったとなれば発酵です。

どうしても人は自分中心に考えるので自分の都合に合わせて物事を見ます。地球から見れば同じ発酵です。

具体的に腸内細菌と臭いの関係を見ていきましょう。

まずはお酒。**アルコールは体の中に入り、腸内細菌を消毒し殺してしまいます。**そのためバランスが崩れ、食べたものが腐敗発酵になります。次の日のウンチが臭いのはこのためです。

ちなみに発酵も腐敗発酵も同じ発酵ですが、体の中での腐敗発酵は体にダメージを与えます。だから健康のためにもバランスよく腸内細菌がいなければならないのです。

オヤジ臭は、腸内細菌のバランス、皮膚常在菌、口腔常在菌のバランスの崩れです。

娘に「クサイ！」と言われてお風呂で一生懸命、石鹸でゴシゴシ洗う行為が皮膚常在菌を殺す。口が臭いと言われて、一生懸命、消毒剤の入った歯磨き粉で磨いて口腔常在菌を殺す。そしてお酒を飲み、腸内細菌を殺してオヤジ臭を自らきつくしているのです。

口腔常在菌のバランスが崩れれば、口が臭くなります。

タバコを吸う人もいるかと思いますが、タバコの煙は燻煙といって殺菌効果があります。つまり、口の中の細菌が殺されてバランスを崩してしまい、臭い始めるのです。お酒も同じようにアルコールで口の中を消毒してしまうのでバランスが崩れ臭いだすのです。

また、消毒剤の入った歯磨き粉も同じことが起こります。

夜に歯を磨いて、朝起きると口の中がニュルニュルになっていることはありませんか？

もちろん嫌な臭いもする。これは消毒剤の入った歯磨き粉で口腔常在菌が殺されバランスを崩し、寝ている間に口の中で腐敗が起こっているのです。消毒は一時的に臭いを消しますが、すぐ腐敗を起こし臭いを放つようになってしまいます。

口の中では臭いだけでなく、もっと恐ろしいことが起こっています。

私は、無農薬で野菜を育てるための土造りに携わっています。そのためよく農家にも行くのですが、あるトマト農家の方が「病気が怖い」と言って農薬を撒いていました。しかし、農薬を撒いたにもかかわらず病気になるトマトがたくさん出てしまうのです。

このトマト畑で何が起こっていたかというと、農薬で一度多くの細菌は死んだものの、次にその農薬に負けない細菌が出てきていたのです。これを耐性菌といいます。

耐性菌は「餌と住処のある」細菌がなりやすい。一度細菌が死んでいるのでライバルが減る。ということは、生き残った細菌にとっては「餌と住処のある」状態になる。その細菌にはトマトの病原菌も含まれます。それが耐性菌となってしまうのです。

農薬メーカーはそのことを知っていて、耐性菌ができるとまた新たに農薬を開発しますが、耐性菌はその都度新しいものができてしまいます。そして、また新しい農薬を開発。完全にイタチごっこです。

これを口の中に置き換えてみてください。

口の中を消毒。

↓

ほとんどの細菌が死ぬ。

↓

餌と住処のある細菌は耐性菌になる可能性が大。

↓

虫歯菌と歯周病菌は餌と住処がある。

↓

虫歯菌と歯周病菌が耐性菌になる。

↓

他の細菌がいなくなったので
我が物顔で虫歯菌と歯周病菌が増える。

↓

寝ている間に虫歯菌と歯周病菌で
偏った細菌の発酵、腐敗発酵になる。

↓

朝起きると口の中は、虫歯菌と歯周病菌で
腐敗発酵、ニュルニュルで臭い。

どうですか？　具体的にイメージがわいてきたのではないでしょうか。なんとも恐ろしいですよね。

臭いは健康のバロメーター

バランスの取れた細菌たちの環境では「臭い」と感じません。

ところが、バランスが崩れると臭いを発します。護岸されていない川は臭いません

が、コンクリートで護岸されたところは細菌の住処が限定されバランスを崩します。バランスを崩したところが臭うのです。ここまでは先ほどお話しした通りです。

さらには、バランスが崩れた環境では、私たちの体は悪影響を受けます。

虫歯菌と歯周病菌の腐敗発酵で口臭が起こります。しかし、これは口臭があるというだけではすみません。口臭を生み出している歯周病菌が体内に入ると心臓病や肺炎の原因になるといわれています。

体臭やウンチが臭ければ、腸内細菌のバランスが崩れており、免疫力が低下してし

まう可能性があります。

臭いを発したら気をつけなければなりません。体臭をごまかすために香水を上塗りしても、口臭が気になってペパーミントで一時的に爽やかになっても、それは対症療法であって根本的な解決にはなりません。

臭いをそのまま放っておけば重篤な病気になるかもしれません。臭いは健康のバロメーターなのです。

デリケートゾーンの臭いは洗いすぎが原因

日本人は、世界一清潔な国民といわれています。毎日、お風呂に入ったり、シャワーを浴びたりする習慣は、世界的に見ると非常に珍しいことです。

新型コロナウイルスの感染が他の国よりも拡大しなかった理由の一つに、この清潔への意識の高さがあると指摘する学者もいます。

第1章で「臭う彼女と別れたい」と答えた男性が約40％いたというお話をしましたが、それはきっと女性も同じなのでしょう。実際にデリケートゾーンの臭いが原因で別れるカップルも多いといいます。

デリケートゾーンの臭いを気にするあまり、多くの女性が局部を念入りに洗っているそうです。しかし、**臭いの原因が細菌であることを考慮すると、洗いすぎで逆効果になる場合もあります**。

まず、女性のデリケートゾーンの臭いの原因は、おりものや汗による蒸れです。

膣の中は温かくて湿り気があり細菌の繁殖に有利です。自然界の動物は外から丸見えで、細菌が入りやすくなっており、バランスよく細菌が繁殖することで他の細菌の侵入を防ぐと同時に臭わないのです。

石鹸も殺菌作用があり細菌のバランスが崩れます。臭うからといって洗いすぎるとますます臭ってしまいます。また、洗いすぎで膣内に刺激を与えすぎると、おりものや汗の分泌が増えてしまうおそれもあります。

その結果、洗いすぎて臭いが発生するということに……。

デリケートゾーンの臭いに対して効果のある洗い方は、膣の内部までは洗わずに膣の入口をさらっとお湯で洗う程度。これがもっとも効果的です。

日本人の世界一清潔好きな性格が裏目に出てしまい、かえって臭いが強くなってしまっているのは、とても残念なことです。

加齢臭も皮膚、腸から発生する

高齢者介護施設では臭いは大きな問題となっています。

歳を重ねるごとに皮膚常在菌は減っていきます。細菌たちは皮膚から出る皮脂に集まってくるのですが、年齢を重ねると皮脂も出なくなってくるので、自然と皮膚常在菌が減り、バランスを崩して臭いを発するようになるのです。

高齢になると唾液の量も減ります。

唾液の量が減ると腸に送り込む細菌の量も種類も減ることになります。すると、口腔常在菌の減少は細菌のバランスに影響し口臭を発します。消毒剤の入った歯磨き粉や入れ歯の除菌剤などを使っているとさらに口腔常在菌のバランスを崩すことになります。

また、腸内環境にも影響を及ぼす可能性があります。

口腔常在菌が減り、腸に細菌が送り込まれなくなることで、腸内細菌のバランスが崩れてしまうのです。また、**歳を重ねると腸内細菌が減るといわれています。**

バランスを崩した発酵は腐敗発酵になります。体の中の腐敗発酵の臭いが体の外に滲み出してきて加齢臭になる……。

歳をとると外から内から臭いの原因が出てくるのです。

自分の臭いはあまり気になりませんが、他人の臭いが気になるのは先に紹介した通り。高齢者介護をする人もされる人も臭いの問題に悩んでいるというのは当然のことなのです。

養鶏場、養豚場はなぜ臭い？

臭いの問題でいうと、養鶏場や養豚場も問題が起こることがあります。

養鶏場や養豚場はもともと人里離れた山の中にあることが多いですが、宅地開発され人が住むようになると、住民が養鶏場や養豚場に文句を言うケースもあります。

住民は後から来たのだから文句を言う筋合いではないと養鶏場、養豚場側は言う。

これでは問題が解決するはずもありません。


なぜ養鶏場はこれほど臭うのでしょうか？　養豚場も然りです。

さらに、鳥インフルエンザや豚コレラといった病気の問題も起きています。この臭いと病気はセットです。前述しましたが**臭いは重篤な病気の信号。もちろん、これは人間だけではなく他の動物にもいえること**なのです。

養鶏場では病気が怖いといって抗生物質を使います。病気になってもいないのに抗生物質を投与するのです。さらに鶏舎は消毒の嵐です。

抗生物質を使っていなくても、自然界には鶏を狭い檻の中に大量に入れているところはありません。鶏は土をついばみ常に土壌細菌を取り込んでいます。それが自然の姿です。

檻に入れられた鶏は土をついばむことができず抗生物質を与えられます。その生活が鶏の腸内細菌のバランスを崩し、腸内で腐敗発酵が始まる。だから鶏舎は臭いのです。腸内細菌のバランスの崩れた鶏は餌を食べても栄養をちゃんと吸収できず各臓器も働かなくなります。生まれた卵の殻は薄く、白身は生臭い。それに対して健康な鶏は硬い殻の卵を産み、白身も生臭くもありません。

養豚場は最悪です。**無菌豚というのが流行っていますが、無菌で育てるということは腸内細菌もいないということ**。私にとってはどうやって豚たちは生きているのだろうと、とても不思議で、もっと言ってしまえばいびつな状況に思えました。

きっと特殊な餌を与えているのだろうと思い、餌を提供しているメーカーに問い合わせました。すると普通の配合飼料だと言うのです。

「えー！　無菌豚は腸内細菌もいないのに成り立つんですか!?」とその場で驚きの声を私があげると、なんと先方からは「どうなんですか？」と聞き返されてしまいました。

要するに、無菌豚というのは、餌の問題でなく、外から細菌を持ち込まない仕組みで育てられた豚だということです。コンクリートで覆われ窓もない豚舎。そのうえ消毒消毒の嵐で、人が入るにもその都度体を消毒して育てるということなのです（コロナ禍の私たちみたいな気もします）。

私は土壌改良の仕事でネパールに行くことがあるのですが、ヒマラヤの麓（といってもヒマラヤから遥かに遠い）の養豚場を視察したことがあります。

ここの豚は放し飼いで、飼われているというよりも広い牧場で遊んでいるという感じです。私たちがそこに行くと、興味があるのか猫のようにまとわりついてきます。

ウンチもいっぱい落ちていました。日本では多くの豚が水っぽいウンチをするそうですが、ネパールの豚たちのウンチはコロコロしていてほとんど臭いません。コロコロしているので豚につくこともありませんでした。

一方、無菌豚は案の定、水っぽいウンチをしていました。臭いもひどく、肌にもくっつくので豚自体も臭い。水っぽいウンチ、という表現を使いましたが、より正確に言えばこの豚たちは下痢をしているのです。それも生まれてから死ぬまで。きっと

「ブー、ブー、お腹痛いよー」と言っていることでしょう。

これはもちろん、腸内細菌が消毒や抗生物質でバランスを崩していることが原因です。養鶏場も、養豚場も、臭いがすごいのは腸内細菌のバランスの問題です。

腸内細菌のバランスが取れている発酵は、臭いがありません。そのうえ体中で使われる物質やその材料が過不足なく作り出され、免疫力も高まります。

バランスが崩れている発酵は、その逆。臭いを発し、体に必要な物質やその材料が作り出せません。免疫力も低くなります。

病気が怖いといって抗生物質を与えたり、過度な消毒をしてしまう。それがあの強烈な臭いを生み、避けるつもりであった病気も引き寄せてしまうのです。

なぜストレスがあると息が臭くなるのか？

ストレスを感じると息が臭くなるということはご存じかと思います。

人はストレスにさらされると唾液の量が減ります。当然ですが、唾液の量が減るということは、口の中の水分が減るということです。

水分が減ると、活動を休止する細菌も出てきます。その結果、細菌のバランスが崩れてしまい臭いを発します。これが口臭の基本的なメカニズムです。

また、強度のストレスを感じると胃酸が多く出ます。

普通は膵臓から胃酸に対する中和剤を出して食べたものを腸に送ります。しかし、胃酸の量が多くなり中和剤が十分作れなかったら、胃酸も腸に送られてしまいます。

腸壁（ちょうへき）にはびっしりと腸内細菌がくっついています。それが胃酸で殺されてしまうことによってバランスが崩れてしまうのです。

正常な腸内細菌であれば、ちゃんと発酵して栄養素や体を機能させるための物質の材料を作りますが、**胃酸で多くの細菌が殺されてバランスを崩すと腐敗発酵に変わり臭いを発します。**

ちなみに、胃壁（いへき）に張りついている腸内細菌はバリアの役割も担っていますが、それが胃酸によって剥がれてしまうことによって腸が炎症を起こしてしまうこともあります。さらには、そこに病原性の細菌が侵入してしまう可能性も出てきます。

過度なストレスは臭いの原因

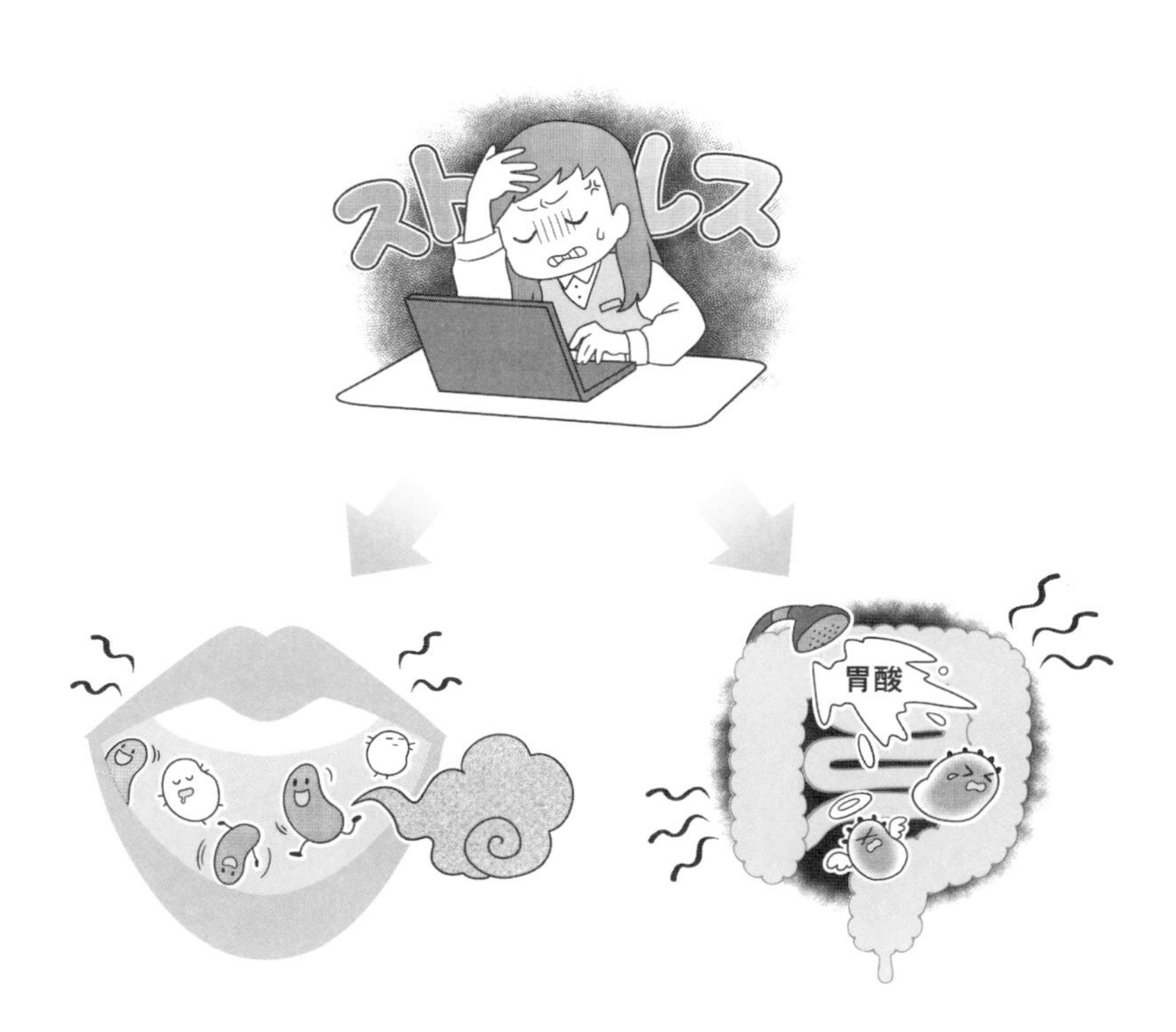

人はストレスを受けると唾液が減ります。すると口の中で活動を休止する細菌が現れ、口内の細菌バランスが崩れて臭くなるのです。

ストレスにより多く分泌された胃酸が腸まで届き、腸内細菌を殺してしまうことで細菌バランスが崩れて臭いを発します。

面白い話ですが、これとは逆のことも体では起きています。**腸と脳はつながっていて、腸内細菌のバランスが取れているとストレスを感じなくなる**のです。したがって、胃酸の出すぎの恐怖もなくなります。

実際に私が経験したことをお話しします。

私は映像制作会社の社長をしていました。社員はたったの4人です。バブル期にはテレビのコマーシャルや企業のプロモーションビデオなどを制作し世界中を飛び回っていました。

ところが、1991年に世間よりも早くバブル崩壊の洗礼を受けてしまいます。お客さんが不動産屋さんだったのです。それも人のいい。真っ先に使えない土地をつかまされ、会社が潰れてしまったのです。

私たちの会社は、その会社からの仕事で2000万円ほどの仕事をしておりましたが、それは支払ってもらえませんでした。その後、やる仕事やる仕事で払ってもらえないものがいくつも出てきてしまい……。社員の給料は払えず家賃も払えず、ストレスの限界に達してしまいました。

胃は痛くなり、嘔吐すると血が混ざっていました。痛くて会社から帰ろうと車に乗ると痛さが増して、そのまま交番に飛び込み、救急車を呼んでもらったこともあります。

その後、映像の仕事からマルチメディアに変更して会社は持ち直し、会社自体の景気はよくなりました。


そうした状況の中、以前取材をしたことがきっかけで２０００年に土壌細菌、腸内細菌に興味を持ち研究を始めました。その中で腸内細菌は土壌細菌であることを突き止め、２０００年から土壌細菌＝腸内細菌を飲んでいたのです。

すると便の調子もよく、体も疲れにくくなりました。おならも臭くありません。

そんなとき、インターネットが主流になり、安売り合戦が始まります。

上向きだったマルチメディアの会社は凝った商品、作品を作っていたので仕事の単価は比較的高いものでした。ということで、安売り合戦に負けて売り上げを大きく下げてしまいました。

そのときの社員は13人。１９９１年から始まったあのときの苦境のように、だんだん給料が払えなくなり、家賃が払えなくなり……。家賃の安いところへ移りましたが、それでも家賃が払えなくなったので、３０００万円ほどを借り入れました。その

3000万円もあっという間に食いつぶし、にっちもさっちも行かなくなります。状況はバブル崩壊時よりもひどいものでした。しかし、なんとかなると平気な顔をしていたのです。胃が痛い、血の混ざっていたものを吐いたあのときよりも状況はひどいのに……。

それはなぜか。2000年から**土壌細菌を飲むことを始めたため、腸内が安定していた**からです。

バランスの取れた腸内細菌がいるために、胃も痛くなりません。そのためストレスを感じなかったのです。社員から「佐々木さん！　危機感がない！」と怒られたのは、いまでは笑い話です。

これは自慢話ではありません。腸内環境が安定しているとストレスを感じないという実証実験です。

腸内細菌の乱れは精神にも悪影響

腸内細菌は食べたものから、体に必要なあらゆる物質の材料を作ります。これは土壌の土と植物の根の関係と同じです。根っこは土壌細菌によって分解された有機物から栄養（ミネラル）を吸います。何億年も繰り返してきた仕組みです。

体に必要なあらゆる物質の材料には、ドーパミン、セロトニン、オキシトシンなどの幸せを感じる神経伝達物質やホルモンなども含まれます。

腸内細菌のバランスが崩れるとそれらの物質も作られなくなるので、何をやっても楽しくない、幸せに感じられないといったことになってしまうのです。

日本では、うつ病やキレやすい人が増えています。それはこのことと大きく関係しています。

現代の日本人は腸内細菌を殺してしまうものをたくさん口にしているので、腸内細菌のバランスが崩れていることが多くなっています。そのため精神にも悪影響が出ているのです。

最近増えてきた発達障害があります。子供が抗菌薬の投与から発症する例も報告されている自閉スペクトラム症です。

これは消化器系の症状も伴うことから、腸内細菌叢の変化が関与しているのではないかといわれています。腸内細菌は精神にも大きく関係しているのです。

皮膚常在菌が臭いから守ってくれる

私たちの体の表面には、びっしり細菌が取りついています。これを皮膚常在菌といいます。細菌が肌にいるというと気持ち悪いと思うかもしれませんが、大間違いです。私たちを病気から守ってくれているのが皮膚常在菌たちなのです。

彼らの仕事の一つとして、皮脂腺から出る皮脂を分解し脂肪酸とグリセリンを作ります。これは化粧品でも保湿剤として使われている成分です。

もう一つの仕事として、病原性などの悪い細菌が入ってくることから体を守っています。いろいろな細菌が取りついていることで、皮膚上では餌の取り合いが行われています。その戦いが外から細菌が入ってくることを防いでいるのです。

このコロナ禍で建物に入るたびアルコールで手を消毒しますが、皮膚常在菌が殺されると、保湿ができなくなり手がカサカサになってしまいます。また餌の取り合いがなくなり、餌が余っているので悪影響を及ぼす他の細菌が大量に、自由に入り込むことができるようになってしまいます。

さまざまな細菌がいることが大事なのです。**多くの細菌がいることがバランスのいい環境です**。消毒などで細菌のバランスが崩れると皮膚表面上で腐敗発酵が始まり臭いが出てくるのです。

臭いは、「バランスを崩したぞ」という赤信号なのです。

彼女、彼氏とキスができない本質的な理由

口臭が原因でキスをしたくない、というカップルがいることをお伝えしましたが、キスをしたくない理由はもっと深いところにあるという話もあります。

哲学的な物言いになってしまいましたが、そんなことではありません。もっと根源的というか、原初的というか、動物的というか、非常に身体的な話で、キスをして相手の健康状態を本能的に知るという話です。

キスをして唾液から脳へと、相手の健康状態を送る……。それが良好ならば、幸せ物質であるドーパミンが出て快感が得られ、不健康と判断されれば、ストレスホルモンが出てキスをしたくなくなるという仕組みが存在するということが証明されています。これは、**子孫を残すのに相手がふさわしいかどうかを本能的に判断しているという**のです。いくら**キスが上手でも健康状態が悪ければ拒否されてしまい、キスが下手くそでも健康であれば受け入れられる**というふうに、健康が大きく関係しているということです。

この理論でいくと、添加物や保存料、残留農薬といった数々の問題を抱えた日本の食品を口にして、腸内細菌のバランスを崩した現代の日本人たちは大変です。口臭もあり、不健康でもある。最悪ですね。付き合うのがめんどうくさいという若者たちにも、もしかしたら関係しているのかもしれません。

第３章

除菌、殺菌は
やめたほうがいい⁉

街中は消毒剤、殺菌剤、抗菌グッズで大盛況

ドラッグストアに入るとまず目につくのは、消毒剤、殺菌剤、抗菌グッズではありませんか？

コロナ禍で殺菌、抗菌といったものに敏感になるのは仕方ないことなのかもしれません。しかし、**殺菌で病気から身を守るのではなく、免疫力を上げて病気に立ち向かうほうが健全**だと私は思います。

なぜなら、何度も言いますが、病気から私たちを守っているのが細菌だからです。

ドラッグストアで間隔を空け、並んで消毒剤を買っている人たちを見ると教えてあげたい衝動に駆られます。

洗いすぎも殺菌と同じで臭いの原因になります。

足や脇の臭いが気になるからといって、石鹸で洗いすぎると臭いが余計に出てくることがあります。石鹸で細菌のバランスが崩れて臭うのです。

臭いが出てくるとどうしても石鹸で洗って落としたくなりますが、お湯でさらっと

洗っただけのほうがいい場合もあります。

温水洗浄便座も気をつけたほうがいいでしょう。

自然界でお尻を拭いたり、水で洗っている動物は見たことがありません。お尻も体の内側に続く道なので細菌だらけにしているほうがいいのでしょう。

いまは公衆トイレに行っても温水洗浄便座があるような世界なので、習慣化してしまって温水洗浄便座を使わないと汚れが落ちずに汚いと思ってしまうかもしれません。しかし、洗いすぎで細菌や皮脂が落ちてしまうと悪さをする細菌が出てきます。それでお尻の穴が痒くなる人が増えているという報告もあります。

細菌のバランスを崩すような行為は気をつける必要があるということです。

アレルギーが増えてきた理由

私たちは動物と植物を食べています。動物と植物の主成分は、タンパク質、油脂、でんぷん、セルロースに分けることができます。細かい話をすると、膵臓からタンパク質分解酵素、油脂分解酵素、でんぷん分解酵素を出し大まかな分解をします。その後は腸内細菌に任せて、体に必要なさまざまな物質を作ることはお話ししました。

ただし、ちょっと待ってください。

膵臓からセルロース分解酵素が出ていないことに気づきましたか？

そうなんです、セルロースは植物を構成する物質で、まさに「お野菜」そのものです。野菜を分解する酵素を人は持っていないのです。野菜が大事と言って一生懸命食べても野菜からの栄養はすべて腸内細菌に任せているのです。

野菜に含まれるミネラルや抗酸化物質のβカロテン、ポリフェノールが必要だというので、**野菜をいくら食べても腸内細菌がきちんと機能していなければ野菜は腸をスルーするだけ**なのです。

それだけではありません。

タンパク質を分解しアミノ酸やその他の物質を作る細菌たちが存在しないと、タンパク質はタンパク質の形のまま腸の奥まで入っていきます。

そうすると**腸は敵が来たと勘違いし警戒態勢になります。これがアレルギーです。**小麦やそば、卵、牛乳などのタンパク質に反応してアレルギー症状を起こしてしまうのです。

人間は都会に暮らすようになって、動物を排除し、虫を排除し、草木を排除しました。そのために細菌の餌が排除され土壌細菌もバランスを崩しています。そのうえでさらに消毒、除菌をして細菌を排除します。腸内環境はバランスを崩す一方なのです。

消毒剤の入った歯磨き粉で虫歯になった!?

虫歯になったことがない人の共通点を知っていますか?

私は、人生で何回か「まったく虫歯になったことがない人」に会ったことがあります。みなさんの友人や知人にも、一人くらいはいるかもしれません。最初の質問の答えのヒントになるであろう、ある中年男性の興味深いエピソードをご紹介します。

中年男性のSさんは、子供のころは、小学校3年生まで一度も顔を洗ったことがなく、歯を磨いたこともなかったそうです。そして、小学校3年生のあるとき、歯科検診がありました。

検診結果は「最良」。担任の女性の先生から、「Sくんの歯は素晴らしいね。一本も虫歯がないなんて」と褒められたそうです。

Sさんは先生からそう褒められてとてもうれしくなり、これから先も虫歯にならないようにと、毎日一生懸命に歯を磨くようになりました。するとなんと、1年後の歯科検診では虫歯だらけになってしまったそうなのです。

なぜ、毎日、歯を磨いたのに虫歯だらけになってしまったのでしょうか？

じつは、消毒剤の入った歯磨き粉で歯を磨いたり、マウスウォッシュを使ったりすると、虫歯菌や歯周病菌が耐性菌になり、毎日歯を磨いても虫歯菌と歯周病菌は生き残ります。

しかも他の細菌は消毒剤の入った歯磨き粉で殺されていなくなります。**虫歯菌と歯周病菌が我が物顔で増えていく環境を、消毒剤の入った歯磨き粉で自ら作り出していっているのです。**

加えて夜寝ている間に虫歯菌や歯周病菌などで腐敗発酵が始まります。そうすると、朝起きたときには腐敗発酵が進み、口の中が臭く、ニュルニュルになってしまうのです。じつは、このニュルニュルの中には、虫歯菌や歯周病菌の耐性菌が存在しています。そのため、さらに虫歯や歯周病になりやすくなってしまうのです。

たしかに、私がこれまでに会ってきた**「一度も虫歯になったことがない人」は、全員歯磨き粉を使っていませんでした。**そのままブラッシングだけか、塩で磨いていたのです。

みなさんは、虫歯や歯周病にならないように、歯磨き粉やマウスウォッシュを使っている人がほとんどだと思います。それにもかかわらず、歯磨き粉やマウスウォッシュが原因で虫歯や歯周病になっているのなら、本末転倒ですよね。

世の中には、細菌の知識がないために、損していることが本当に多いと感じます。

マウスウォッシュの使いすぎが原因で歯周病に

また一つの実例をお話しします。私の友人でちょっと太めのおじさんがいます。レストランでお昼を食べ、さぁ出ようというときにカバンからマウスウォッシュを出して、「エチケット、エチケット」とニヤリと笑いトイレへ行きました。

トイレから戻ってきた友人に話を聞くと、じつはエチケットではなく重症の歯周病で歯を磨くと血だらけになるから、食事の後は歯周病菌をやっつけるためにマウスウォッシュを使っているというのです。

マウスウォッシュで歯周病が改善しているのか聞いてみると、一時的に効果があったので使い続けているそうですが、近ごろは悪化しているかもしれないというのです。

しかし、一時的に効果があったので、それを信じて使っていました。

逆効果です！

マウスウォッシュは消毒剤でハッカ系の揮発剤も入っていますので、スースーして一時的に口の中が爽やかになって清潔になった気がします。

消毒剤の入った歯磨き粉だけでなく、マウスウォッシュも使い続けると、やっつけようと思っていた歯周病菌が耐性菌（その消毒剤に強くなってしまう）になっていきます。餌と住処のある細菌は耐性菌になって、他の細菌は死に、歯周病菌が我が物顔で増え続けてしまうのです。

体の臭いを抑えるグッズが危ない

紳士服売り場に行くと、抗菌の靴下、消臭の靴下といった商品が販売されています。「臭いを吸い取る」、「臭いを分解する」のはいいのですが、抗菌の靴下には注意が必要です。こちらは次項で詳しくご説明します。

脇の下の臭いを抑えるという商品もありますが、毒性の強い消毒剤を使ったものもあるのでこれにも注意が必要です。

脇の下にシュッとしたはじめはいいのですが、使い続けるとここでも耐性菌ができてしまいます。結果はもちろん臭いがひどくなる。なかなか臭いが収まらないと、自分の体質のせいだとして悩んでいる人もいると思いますが、多くの場合は消毒剤のせいです。

消毒剤を使っておかしくなるわかりやすい例があります。ニキビの話です。

皮膚には皮膚常在菌がいて保湿の役割を担っているというのはすでにお話しした通りです。細菌自身も乾燥は嫌いですし、私たちも乾燥は嫌ですよね。

毛穴の奥の皮脂腺に脂肪酸とグリセリンを作る要の細菌がいます。これは化粧品業界では美肌菌ともいわれている細菌です。その名はアクネ菌。どこかで聞いたことはありませんか？　そうです、ニキビの原因菌です。なぜ美肌菌がニキビの原因菌になってしまうのでしょう。

このようにみなさんが悪玉菌だと思っていたニキビの原因菌、アクネ菌は体の表面を保湿するのに活躍している善玉菌だったのです。善玉菌が悪玉菌に変身するのは、私たちが細菌のバランスを狂わせているからに他なりません。

顔を消毒剤で洗う。

↓

アクネ菌は毛穴の奥に住み皮脂が餌。

餌と住処のあるアクネ菌が耐性菌になる。

↓

他の細菌がいないので、

我が物顔で毛穴の奥で増える。

↓

細菌のバランスが崩れてしまい、

ニキビができる。

↓

もっと強力な消毒剤を使う。

↓

その消毒剤に対して耐性を持つ。

↓

ニキビが悪化する。

抗菌加工の靴下は逆に足が臭くなる

皮膚常在菌と呼ばれるさまざまな細菌が肌に住み着いて肌を守っていますが、基本的には嫌な臭いはしません。ところが密閉され、蒸れることで汗が出てくるような特殊な環境下では臭いを発します。例えば靴の中ですね。ずっと靴をはいていれば当然足は臭くなります。これは病気でもなんでもなく当たり前のことです。

それで「足が臭い！」といって抗菌、殺菌の靴下をはき続けていると一部の細菌が耐性菌になり、常にバランスが崩れた状態になります。それは蒸れた足の臭いとはまったく別のもので、バランスの崩れた細菌環境が作り出してしまった臭いなのです。

生きたものに対して、殺菌は病気の元となることが多いです。机や椅子といった無機物の殺菌は仕方ないとは思いますが、じつは人に直接触れるところの殺菌は耐性菌が肌についてしまう可能性もあるので極力やめたほうがいいでしょう。

特に赤ちゃんが口にするものは全体的に消毒をしないほうがいいです。おっぱいの周りを消毒しましょうと指導する産婦人科もあります。赤ちゃんが舐めるおもちゃや哺乳瓶、乳首などにもよく消毒剤を使います。これは絶対やめましょう。

原始時代では赤ちゃんは土の上に生まれます。赤ちゃんの手には土がつき、赤ちゃんはすぐにそれを舐めます。なぜなら、この世に生まれてきたら土壌細菌を腸に入れないと生きていけないからです。土も舐められない、消毒剤は口に入ってくる現代では、最初から腸内環境がおかしくなってしまいます。

保存料はよくないと言っておきながら、乳首を消毒するなどというのはもってのほかです。**保存料は細菌の増殖を抑えるもので、殺菌剤や消毒剤は細菌を殺すもの**です。同じような効果のあるものなのにどうして保存料はよくない、消毒剤はいい、といえるのでしょうか。

サプリメントって体にいい？

腸内細菌という点からサプリメントを見ていくと、ちょっと首を傾げたくなってしまいます。

腸内細菌は、動物の食べるものを分解してその動物が生きていくために必要な物質を作ります。動物の食べるものとは、地球上に存在する植物か動物、つまり有機物です。有機物からビタミンやアミノ酸、ホルモン、酵素、神経伝達物質、免疫物質の材料を作るわけです。

また細菌と腸壁が共同で有機物膜を作り、その中に細菌は住んで、やってきた食べ物を分解し、有機物膜の中にいろいろな材料を作ります。その材料は吸収されやすいように有機物膜でキレート化されているので腸は吸収できるのです。

これは植物の根っこと土の関係と同じで、土粒の周りに土壌細菌たちは微生物の集合体であるバイオフィルムを作りそこに住んでいます。土の表面から死んだ動物のタンパク質や脂質、枯れた植物の糖質やセルロースを受け取りバイオフィルムに分解したミネラルを埋め込みます。このバイオフィルムに包まれキレート化されたミネラルは根っこが吸いやすいのです。このようにさまざまな細菌がいる土はフカフカで団粒構造ができています。

一方、化学肥料は有機物ではないので、土壌細菌たちは関与しません。

土壌細菌たちが植物を豊かにする

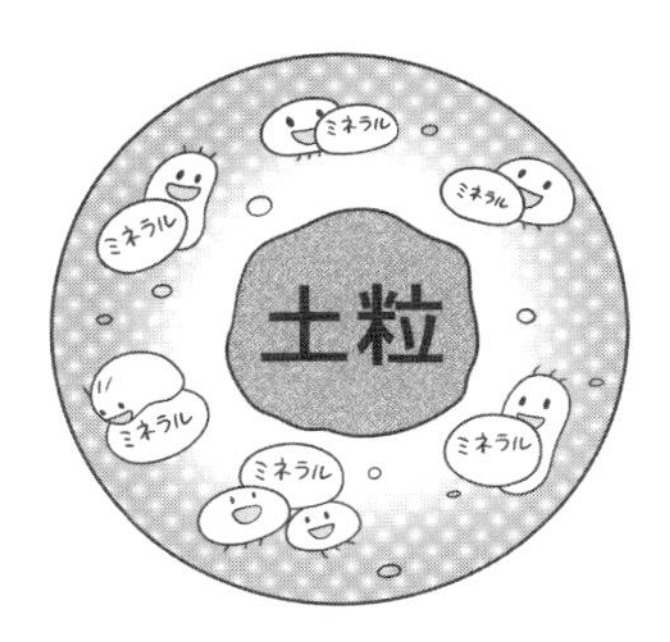

土壌細菌たちは、土の粒の周りに作ったバイオフィルムの中にミネラルを埋め込みます（キレート化）。そのキレート化されたミネラルを求めて、植物たちは根を伸ばしていきます。

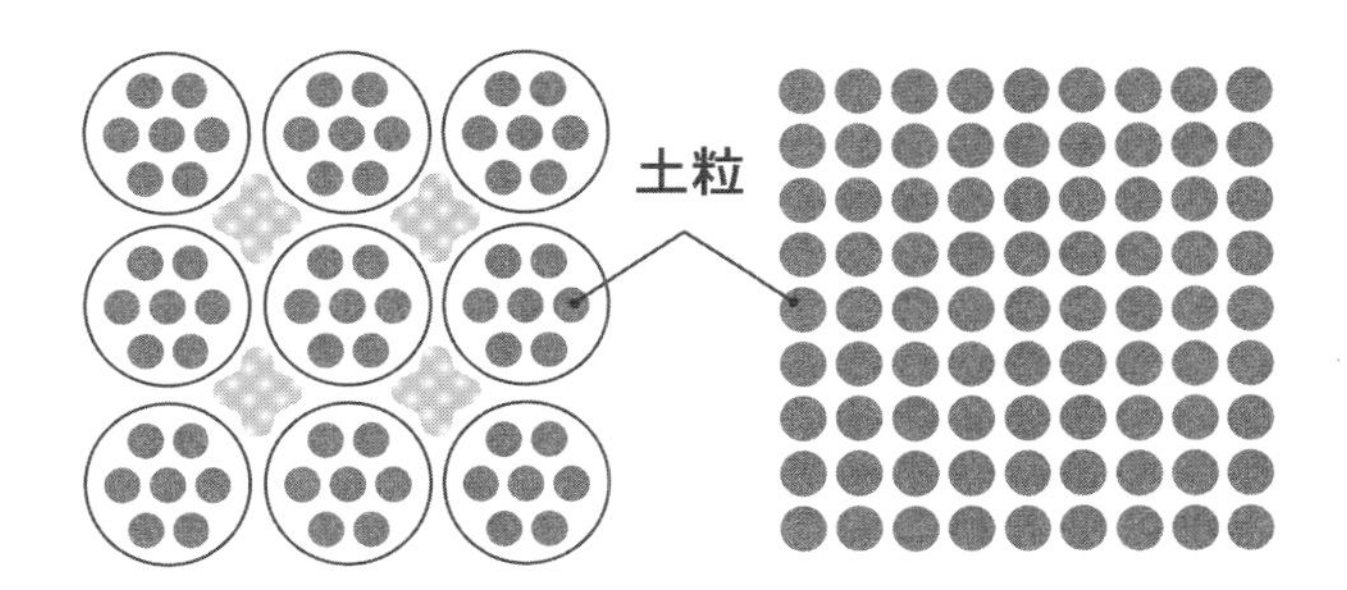

土の一粒、一粒がバイオフィルムに包まれていることで、団粒構造ができあがります。団粒構造となった土は保水力があり、空気も取り込めるのでフカフカな状態に。

細菌たちの作ったバイオフィルムの中に化学肥料は入れませんので根っこは化学肥料を栄養として吸うことができないのです。さらに、化学肥料を与えている土壌では細菌の餌となる有機物が入ってこないので、土壌細菌たちは活動を停止し、雨と一緒に流れていってしまいます。

腸でも同じことが起きています。有機物でないカルシウムや化学的に作られたビタミンは有機物ではありませんから、細菌たちは分解もしなければ、キレート化もされません。腸をスルーするだけです。さらに、餌がこなければ彼らもそこにとどまる理由がないので逃げ出してしまうでしょう。

骨を強くしようとカルシウムだけを摂っても意味がありません。ほかにビタミンDが必要だし、もしかしたらまだ人の知らない物質が必要かもしれません。骨を強くしようと思うなら腸内細菌が関与できる有機物を摂らなくてはいけません。例えば小魚を骨まで食べて腸内細菌に任せたほうが効率的だと思います。

不足しているからと、人工的に作り出した栄養素を摂取するというのは、植物には

窒素、リン酸、カリウムが必要だからと、化学肥料を与えているのと同じやり方です。化学肥料で育った植物は、免疫力がなく、虫にもやられやすい。だから農薬が必要になるということです。これを人にたとえると……。

すべてのサプリメントがそうだとは言いませんが、中には化学肥料的なものもたくさんあります。体のためと思って摂っているサプリメントが、じつは体に悪影響を及ぼしている。そんな状況が生まれているのは事実です。足りない栄養は有機物から摂って、腸内細菌に任せたほうが絶対に健康的なのです。

「怪我したら消毒」はもう古い

田舎での話です。私の知り合いが、中指の先を生垣バリカンで削ぎ落としてしまう怪我をしてしまったことがあります。幸い骨まで達していなかったので大事には至りませんでした。

とはいえもちろん、慌てて病院に行き治療してもらったわけですが、その病院では

水道水で傷口を洗って止血用のジェル状のものを塗っただけでした。指の先なので夜には相当痛むと思われましたが、全然痛くならなかったそうです。

翌日の治療では、薄い膜のようなものをかぶせただけで、「2～3週間で治ります」と言われました。用事があり友人はその足で東京へ行き、東京で傷の手当てを受けたのですが、治療がまったく違ったというのです。

東京での治療は、まず15分間も消毒液の中に傷口を浸けました。さらに、うがい薬のような臭いのする消毒剤ジェルを山盛りに塗り、包帯でぐるぐる巻きにされました。さらに、東京の医師は治るのに「2～3ヶ月かかる」と言ったというのです。その治療後、いままで痛くなかった傷が痛み出しました。早く田舎の先生に診てもらいたいと思ったそうです。

田舎へ戻り、早速病院へ行くと、最初と同じように水道水で傷口を洗って薄い膜を貼るだけ。それでまた痛みはなくなったそうです。実際に3週間後には指紋も戻り、きれいに治りました。

これは**湿潤**（しつじゅん）**療法**といい、**傷口から出てくる体液は細胞を作る材料なので、それを保護し傷の治りを早める治療法**です。空気に触れないので痛みも和らぎます。

一方、消毒剤を塗るとどうなるのでしょう。消毒剤は細菌を殺すために使いますが、私たちの祖先は細菌です。細胞の作りと細菌の作りは似ていて消毒剤を塗ると細胞にダメージを与えます。また、傷口から出る、細胞を作る材料もダメにして治りが遅くなり、傷跡が残ってしまいます。

殺菌、消毒は体にいいというのはただの刷り込みで、細菌を殺さない、いわば不殺菌のほうが体にとって有効なことが多いのです。

自然界の動物は細菌を殺さない

自然界では、動物は決して細菌を殺しません。なぜなら共生しているからです。共生とは、文字通り共に生きるということ。腸内細菌たちは彼らにとって環境のいい、温かくて湿り気のある腸内に住みます。その環境は健康な体が作り出すものですから、それを維持できるように腸内細菌は私たちの体の健康のために敵から守ります。

加えて、私たちが健康に動き回って食べ物を口に運べるように、細菌たちは食べ物から体を正常に機能させる物質を作ります。そうして体の中で増えた細菌たちは排泄とともに外に飛び出し、その勢力範囲を広げていくわけです。

このように**自分たちに都合のいい環境を作るために細菌がしていることは、結果的に私たちの体に有益なことでもあるのです。**

つまり、細菌と私たちは共に生きているのです。

しかし、細菌たちは非情です。私たちが使い物にならなくなったらポイっと捨てられます。

その仕組みを見てみましょう。38億年前から6億年前までは細菌の世界でした。細菌同士殺し合っていたら細菌は繁殖しません。基本的に細菌は生きているものは分解しないのではないかと思います。

例えば、木の枝が川に浸かっているとします。枝が生きている間は水に浸かっている部分の葉っぱも生きています。しかし枝の途中を折ると水に浸かった葉っぱは途端に分解されます。人も元気なうちは病気にもなりませんが、免疫力が低下してくると、舌にカビが生え、細菌たちの分解が始まります。

細菌の戦略は、不毛の地にまず植物を育て、それを動物に食べさせウンチをさせます（ウンチの中には彼らがいます）。そのウンチを分解し植物の栄養を作り、動物が死んだら分解し土に返し、そこにまた植物が生え、地球の陸地を少しずつ侵略していきます。

必要のなくなった、つまり病気がちで動かなくなった動物はすぐ土に戻して植物の栄養にしたほうが彼らにとって都合がいいのです。

生きて元気な間は分解されませんが、利用価値がなくなれば分解されます。これが自然の摂理です。

しかし、人はこの自然の摂理を無視したまま、動植物の住める環境を作り、動物に健康を授けるはずの細菌を自分の都合で悪玉菌として殺します。結果、環境が破壊され病気がちになるのです。

常在菌がなくなると病原菌は侵入する

臭いの原因となるのは常在菌のバランスの崩れです。自然界で野山を駆け回ってそこに生えている植物や動物などを食べていれば、皮膚常在菌も口腔常在菌も腸内細菌もバランスが取れています。

しかし、**草木を排除し、動物を排除し、虫を排除した現代社会の都市は、すでに環境内の細菌バランスが崩れています。だからその中で暮らす私たちの皮膚常在菌も口腔常在菌も腸内細菌もバランスが崩れているのは当然です。**

しかも環境がすでにバランスを崩している状態なので、体の細菌だけを整えるのは難しいと思います。さまざまな細菌がセットでいなくてはいけないのですが、いなくなった細菌は自然発生しません。オリゴ糖で一部の細菌は増えるかもしれませんが、いなくなった細菌は発生しません。

さらに私たちはよく消毒をします。害のある細菌を殺そうとしているつもりですが、消毒剤が皮膚につくと、いい悪い関係なく細菌を殺してしまいます。するとそこは無防備な状態で、病原性の細菌が入りやすくなる状態になってしまいます。それが感染症を引き起こしてしまうのです。

殺菌をすると耐性菌ができるとお話ししましたが、もっと恐ろしいことが起こっているような気がします。

大腸菌は大腸にもいる常在菌で、人のために栄養を作る細菌です。

例えば、まな板の上で肉を切ります。まな板の包丁傷に肉片が残り、そこに大腸菌が繁殖します。

日本の衛生感覚では消毒をして大腸菌を殺そうとしますが、餌と住処のある大腸菌は耐性菌になります。消毒されても他の細菌は死にますが、耐性菌になった大腸菌は我が物顔で増えます。２時間で倍になるほどのスピードです。理論上でなんと14時間で４兆匹以上になります。

そして増えるときにごくまれに遺伝子のコピーミスが起こります。突然変異です。ほとんどの突然変異はその生体にとって致命的ですが、中には人間に毒性を持つ細菌が出てくるのです。

1982年にアメリカでO157が発見されますが、私は消毒で大腸菌の耐性菌ができ、突然変異で人間に毒性を持つ大腸菌が発見されたのだと考えています。人が作り出した病原菌なのではないでしょうか。

世界中で消毒、殺菌をしています。鳥インフルエンザ、豚コレラが出たと、大量の鶏、豚を殺処分して消毒して埋めています。街では、新型コロナウイルスをやっつけようと消毒しています。これは何を意味するかというと、次々に新しい病気を生み出すということ。地球を俯瞰してみれば、悪玉菌は人間なのかもしれません。

なぜお茶農家の跡取りがお茶を飲まなかったのか？

私が会社を経営していたころの話になりますが、当時デザイナーとして活躍していた社員と営業に行きました。彼はお茶農家の跡取り。にもかかわらず、営業先でお茶を出されたときに、まったく口をつけなかったのです。

反対に私は美味しい美味しいとおかわりまでしてガブガブ飲んでいました。お茶農家の息子は普段からもっといいお茶ばかり飲んでいるので、ほかでは飲まないのかと思い「口に合わないの？」と聞いてみました。

すると彼は「佐々木さんよく飲めますね」と言うのです。

美味しいと思って飲んでいた私は思わず「なんで？」と聞き返してしまいました。

「お茶は農薬がすごいんですよ」

私は言葉を失ってしまいました。

農薬を使って育てる野菜や米などの作物には残留農薬というものがあります。無農薬で育てたとしても近くで農薬を使っていたらそれが飛んできて、使ってもいない農薬が残留してしまうのです。日本では自分のところだけ無農薬で育てていても決して「無農薬」ということはいえません。実際に「無農薬」という商品表示は消費者の誤解を招くために禁止されています。

中には完全に無農薬といえる状態で育てているものもありますが、日本の農業の状況を考えるとなかなか難しいというのが正直なところです。

日本に住んでいる限り、農薬の入った野菜、米を食べることがほとんど。日本の食は安全という考えが刷り込まれ、オーガニックの意識が低いのでオーガニックの商品が非常に少ないのです。

農薬はもちろん、作物が病気にならないように使うものです。しかし、農薬で病気の原因である細菌を殺してしまうことで、細菌バランスが崩れて耐性菌ができてしまい、かえって病気を拡大するということもあります。その耐性菌を殺すために新しい農薬を使う。だから新たな耐性菌がまた発生してしまう。この悪循環の繰り返しになってしまいます。どこまでいってもイタチごっこの殺菌方法となってしまうのです。

ならば、やはり**細菌バランスのいい土、いってみれば「当たり前の土」で作物を育てるほうが病気にもならず、賢い選択**なのではないでしょうか。

数多くの細菌たちがバランスよく存在し、お互いに影響、協力し合ってむだな病気を発生させない。加えて、作物に栄養を上手に供給するシステムも作り上げることができる。しかも人間に対する残留農薬という問題もそれで解決できるのですから。

第４章

「土壌細菌」が臭いを消す

土の中は細菌だらけ

土壌には多くの種類の微生物が存在し、**1gの土の中に存在する土壌細菌の数は100万〜1000万個**になるといわれています。種類も豊富で、糸状菌、放線菌、数多くの種類の乳酸菌、納豆菌などたくさんの細菌がいます。そして、土壌細菌は互いに競争し合いながら生きています。

土壌細菌たちの多様性とバランスが保たれていると、良好な土壌環境ができあがります。このような土壌で育った野菜は、美味しい上にミネラルなどの栄養価が高くなります。

土壌細菌のすごさはこれだけではありません。

自然界の動物は怪我をしたら、傷口を舐めています。これは細菌の知識があると、理にかなった治療法だとわかります。空気中にも細菌は浮遊し、たくさん存在しています。それが口に入ってくるのですが、口の中は温かくて湿り気があるので、唾液の中でさまざまな細菌が増殖しています。

傷口を舐めることは、その細菌たちを傷口にべったりと貼ることになります。これにより、病原性の細菌の侵入を防いでいるのです。細菌で細菌を制するということです。

このような話をネパールの友人にしたところ、ネパールの田舎では、怪我をしたら泥を塗るという話をしてくれました。それを聞いて、なるほど理にかなっていると感じました。泥を塗ることで、泥の中にいる細菌たちが悪さをする細菌の侵入（増殖）を防いでいるのです。

土壌細菌とは、何々菌、何々菌というようなレベルではありません。動物と植物を分解して、土の中では、植物の栄養であるミネラルを作り、動物の腸の中では、その動物が必要とする栄養や、その動物の細胞が作り出すありとあらゆる物質の材料を生み出しているのです。

だから私は、**土壌細菌と腸内細菌は同じ細菌と考えている**のです。

養鶏場からアンモニア臭が消えた！

岐阜の養鶏場へ取材に行くと、そこにはあちこちにたくさんの養鶏場がありアンモニア臭が漂っていました。そのときは10月も後半だったというのにハエがやたらといました。車のドアを開けるとハエが何匹も入り込んできたのを覚えています。

そこの養鶏場には狭いケージに入れられた鶏たち。そこに入ると目に染みるようなアンモニア臭が襲ってきました。鶏たちはその臭いの中で卵を産んでいるのです。鶏たちは私たちの姿を見るとギャーギャー騒ぎます。気が立っているようでした。

その次に、「土壌細菌粉末」を混ぜた餌を与えている養鶏場に行きました。そこはまったく違う様子でした。

まず、鶏舎の周りにハエはおらず、鶏舎に近づいてもアンモニア臭はありません。鶏舎の中に入っても全然臭くありませんでした。

先ほどの鶏舎では鶏が私たちを見ると大騒ぎしていたのに、こちらの鶏舎では、どの鶏も騒がず、全員が落ち着いています。

卵を見るとウンチがついていません。無菌豚のときにお話ししたのと同じように、最初の鶏舎の鶏たちは下痢だから卵にくっついて、この鶏舎の鶏たちは下痢ではないからくっついていなかったのです。

そして、卵がツルツルで窓の明かりを反射して光っています。さらに、殻が硬い。アメリカで養鶏場を経営する方と一緒に視察したのですが、彼も驚いていました。

ここで養鶏場＝臭いという認識が一気に覆されました。

アンモニア臭の充満した養鶏場では、鶏たちはそのアンモニア臭のおかげで肝臓がおかしくなるそうです。そして、体の調子が悪くなるといつも気が立って、隣の鶏の肛門を突ついて内臓を引っ張り出して殺してしまうというのです。やはりその鶏舎では消毒をし、抗生物質入りの餌をあげているそうです。

病気にならないように消毒をし、抗生物質を与えているのですが、それが逆に腸内細菌を殺してしまい、体が機能しなくなってしまうのです。

免疫力が低下すると、結果的に鳥インフルエンザなどの病気にかかりやすくなってしまうという結果を招きます。

実際に九州の日向市、高鍋町、都城市、都農町の養鶏場で土壌細菌を餌に混ぜ飼育しているところがあります。2020年12月に宮崎県で高病原性鳥インフルエンザが流行した際も、**「土壌細菌粉末」入りの餌を食べているこれらの養鶏場の鶏たちは免疫力が高く、隣の養鶏場で感染例が出ても1羽も感染しませんでした。**臭いは免疫力の低下を意味するのです。

亀を6年間水替えせずに飼ってみた

通常、亀は小さい水槽に石ころを2～3個ほどと、水を少し入れて飼います。臭いので2～3日で水を替えて水槽を洗わなければならないのですが、うちの会社では、高さ60cm四方のガラスの水槽に砂を10cmほど敷いて水が循環するポンプをつけて亀を飼っていました。その状態では簡単には水交換もできなければ掃除もできません。

では臭くなるのでは？ と思うでしょうが、6年間水替えせずに飼ってもまったく臭いはしませんでした。

たまに**「土壌細菌粉末」を投入するのが臭いのしなかった理由**です。

あるときペットショップの人がこの話を聞きつけて見にきたことがありました。水槽を1時間ほど、下から見たり、裏側から見たりと、どういう仕掛けなのか探っていました。それでもわからずに音をあげたのか「臭いもないし亀の肌もきれいだし、6年間も水替えしないとは、どういう仕掛けですか？」と聞いてきました。

私は「こっちから水を吸って、こっちから出しているだけです」と正直に答えました。

普通に考えたらそれではすぐに臭いが出てきてしまいます。だからペットショップの人も首を傾げて「なんでそれで臭くならないんだろう」とつぶやいていました。

そのつぶやきを聞いて私は反対に質問しました。

「そもそも亀って臭いんですか？」

それを聞いて彼はますます目を白黒させていました。

本来は、亀も人も臭くはありません。細菌のバランスさえ保っていれば臭わないのです。うちの会社には、10個の水槽があり、海の水槽、岩魚の水槽、鯉の水槽、すっぽんの水槽、亀の水槽などなどありましたが、夏でも臭わない水槽たちでした。

養殖マダイの生臭さは餌で消せる

土壌細菌が臭いを消した例はほかにもあります。

養殖のマダイは、色がうっすらと黒く刺身で食べたときに生臭くなるという話をされている方がいました。その話を聞いて土壌細菌の話をしてみると、それを餌に混ぜて育ててみたらどうなるか実験しようということになりました。

どこの養殖場もそうですが、病気が怖いため抗生物質を与えることがほとんどです。そのためマダイの排泄物には抗生物質やその他の消毒剤が混ざります。

海を囲って養殖場にしているところがほとんどですので、その排泄物は海に入っていってしまいます。そうして海の細菌たちは死に、外の海から入ってくる排泄物や死骸、枯れた海藻は分解されずにヘドロになってしまいます。

分解する細菌がいないということは植物の栄養ができないので海藻も育ちません。だからほとんどの養殖場はヘドロが溜まって海藻が生えていないのです。そんなところで魚介類の養殖をしているのです。鶏の場合もそうでしたが、悪い環境にして、悪い腸内環境のまま育てているのです。

話のあった養殖マダイがうっすらと黒いのはストレスが原因でした。不自然かつ悪環境のために腸内細菌がバランスを崩してストレスが溜まり黒くなってしまっていたのです。通常のマダイの養殖では日焼けをするといって、遮光カーテンをかぶせていますが、それでも黒くなってしまいます。

そこで実験です。二つの生簀を借り、一つは餌に「土壌細菌粉末」を混ぜたもの、もう一つは通常の育て方で、出荷までの半年間養殖をして実験を行いました。

一つの生簀に８５００匹のマダイがいるので、１匹１匹すべてチェックをして大きさや太り方の違いを見ることはできませんでしたが、明らかに違いが出たのは、色でした。

「土壌細菌粉末」入りの餌を与えたマダイにうっすらとした黒さはありません。そのほか参加していた養殖業者さんが驚いていたのは、マダイのオデコの形です。通常養殖物のオデコはきれいなカーブを描いていますが、「土壌細菌粉末」を与えたほうはボコンと出っ張っていたのです。

それを見て養殖業者さんは「あれっ！　**天然物になっちゃった**」と言っていました。天然物と養殖物では形が違うのです。土壌細菌粉末を与えたほうのマダイを引き上げて2日後に刺身にして食べてみましたが、生臭くありません。さばいたときも通常養殖マダイはナヨっとして生臭い臭いがしましたが、**土壌細菌の餌を食べていたほうは、はらわたまでプリプリでまったく臭いません**でした。

劣悪な環境で、腸内細菌もバランスを崩すと肉まで臭くなるのです。

あなたの周りの環境はどうですか？　肉まで臭くなって周りに悪臭を発していませんか、という問いかけは言いすぎかもしれませんが、腸内環境を考えるきっかけとしてこの話を考えていただけたらうれしいです。

土のミネラルを作っている土壌細菌

土壌細菌という名前からもわかる通り、鶏やマダイに与えた細菌は、土の中の細菌群です。

土粒の核の周りにバイオフィルムを張ってその中に住んでいます。有機物が溶けて流れていき、バイオフィルムに届くとその有機物を最初に分解する細菌が動き出し、分解し終わったものを受け取り次の細菌がさらに分解するといったように、次々と細菌たちにより分解、合成が進んでいきます。そして最終的にバイオフィルムの中にミネラルを埋め込みます。

このバイオフィルムの中に埋め込まれたミネラル(キレート化という)は植物の根っこにとって非常に吸いやすいもので、キレート化されたミネラルを求めて根っこは伸びていきます。この状態の土を団粒構造といいます。土の1粒1粒がバイオフィルムで包まれているので保水力がありフカフカです。

化学肥料は窒素、リン酸、カリウム、その他ミネラルもありますが、有機物ではないので、細菌たちは関与しません。ということは、バイオフィルムに包まれることがないので、植物にとっては吸いづらい。だから田畑に残留し弊害を起こすことがあります。

細菌たちが6億年かけて植物と作ってきた仕組みです。ぽっと出の人間が植物に数少ないミネラルを投入してもかなうはずがありません。

細菌たちの餌となる有機物はそれらには含まれないので、細菌たちは逃げ出し、植物はミネラル不足を起こし、危機感を覚え体に窒素を溜め込んでしまいます。これが硝酸態窒素（えぐみで、発癌物質）です。

さらに、ミネラル不足が続くと連作障害にもつながります。土壌細菌と有機物の偏りが硝酸態窒素と連作障害を高める原因なのです。

無機物の化学肥料は分解しない

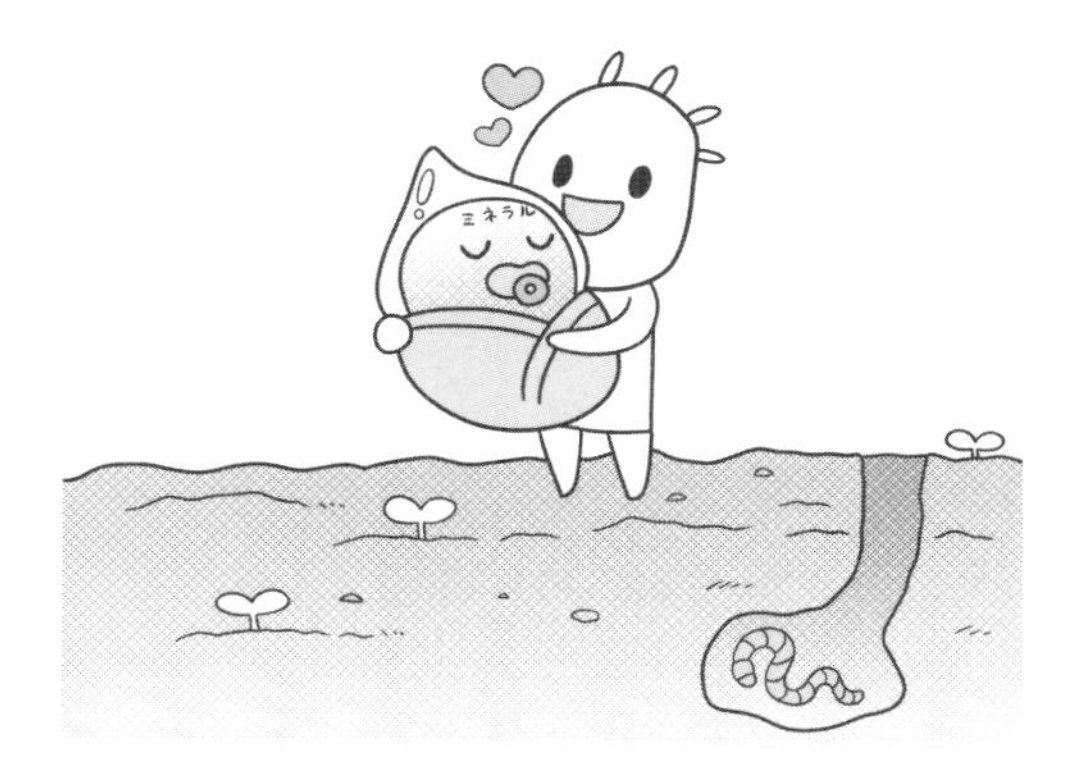

自然のミネラルは、有機物を細菌が分解しキレート化（バイオフィルムに埋め込まれること）されることで植物にとって吸収しやすい栄養となります。

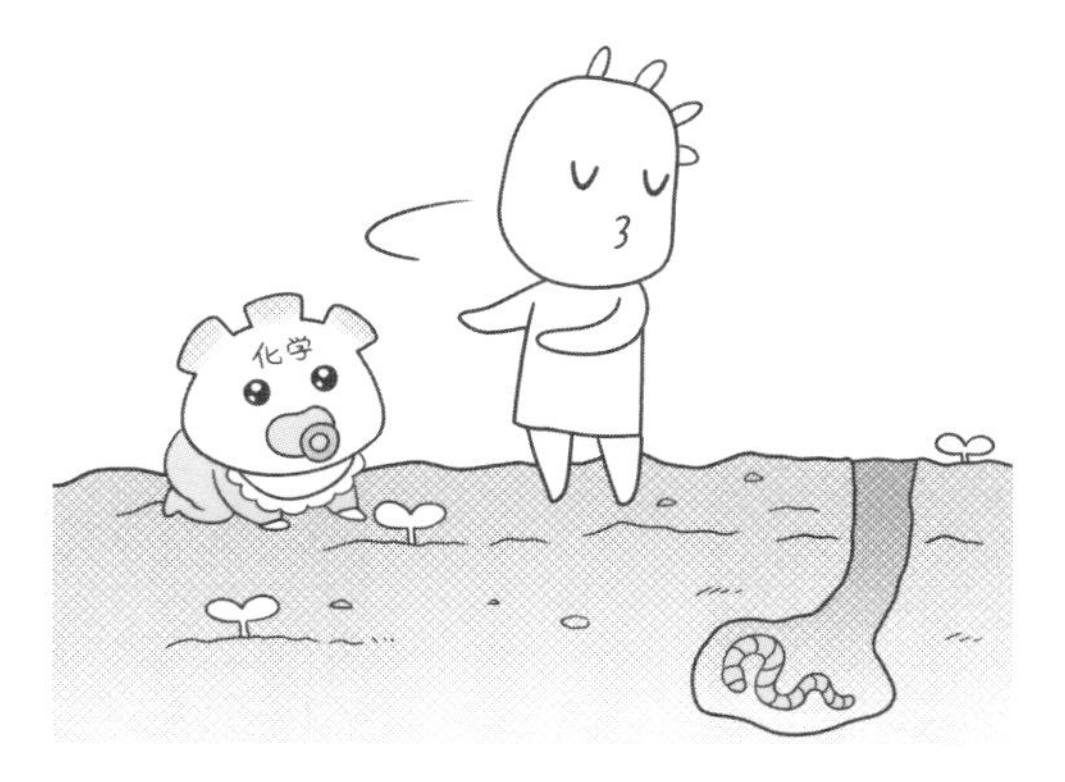

化学肥料は無機物なので、細菌が分解することはない。ミネラルを投入してもむき出しのままで植物にとって吸収しづらいものになってしまいます。

土壌細菌が臭いを消す理由

では、バランスの取れた土壌細菌はどこにいるのでしょう?

当然、都会の土にはいません。さまざまな木が生え、さまざまな草が生え、さまざまな動物がいて、さまざまな虫のいるところには、細菌の餌が豊富にあるのでさまざまな細菌がいます。ジャングルみたいなところだと思ってください。

土とは、植物が枯れたものと、動物のウンチ、虫のウンチ、動物の死骸、虫の死骸でできています。考えただけでも臭そうですが、それをさまざまな細菌がミネラルにまで分解します。

ミネラルにまで分解されたものはまったく臭いを発しません。というよりも、本来その環境下で私たちは生まれているので臭いを感じないのです。

しかし、ひとたび細菌のバランスが崩れると臭いは出てきます。そうであるなら、再びバランスを戻せば臭いはなくなるということ。つまり、さまざまな木が生え、さまざまな草が生え、さまざまな動物がいて、さまざまな虫のいるところの土にいる細菌を戻してやればいいのです。

土の臭いってどんな臭い？

私は「土壌」について研究しています。その仕事の中で農業従事者を集めて講演や勉強会も行っています。そこで思い知らされるのが、農業に携わっている多くの人が土のことをまったく知らないということです。土の生い立ちや土の構造、何の細菌たちが関わっているかなど誰も知りません。

集まってきた人たちに土の色を見て、臭いを嗅いでもらいました。比較的有機物を入れて作物を育てている畑の土は黒っぽい茶色（地域によって色は変わります）で、土特有のカビ臭さを含んだ臭いがします。それと比べて化学肥料と農薬を主に使っている土は色がちょっとグレーがかっています。臭いは少し薄い。

最後に見てもらったのは、山の中の土、しかも雨が降った場合に水が溜まるようにしてある貯水池の堤防の土です。同じように色と臭いを確認してもらいました。これは土のことを知らない人でも明らかに違いがわかったようです。

土の色は黒に近く、目に染みるような土の臭いがします。強烈なカビ臭さを放つ土は、団粒構造をとり保水力豊かな、フカフカの土になります。

この土の中には糸状菌（カビの仲間の総称で麹なども糸状菌です）と呼ばれるカビの仲間がたくさんいます。土壌細菌が何種類もたくさんいると、カビの臭いも強くなるのです。

この土で育つ作物はミネラルを十分に吸い、甘味と味のあるものに育つのです。

化学肥料と農薬を使いすぎた畑の土は、グレーでカチカチで何の臭いもしません。山には動物のウンチも死骸もあります。もちろん、枯れた草木も豊富にある。つまり有機物が豊富にありそれを分解する細菌がたくさんいます。目に染み入るようなカビ臭さは細菌の臭いなのです。

土壌細菌が津波の被害を救った

２０１１年3月11日、東北地方を大きな地震が襲い想像を絶する津波がきました。津波は沿岸部の田畑も飲み込み、3日間も塩水に浸かりました。塩水に田畑が浸かってしまうと土壌の塩分濃度が上がり、作物ができなくなります。

１ヶ月半後の4月28日に現地へ行き、土壌の塩分濃度を計測すると０・77％でした。植物は塩分濃度が０・１％以下でないと生育できないことを考えると、絶望的な数字です。

それをどうにかできないかと考え、私は地元の人と相談して、**土壌細菌を田畑に撒くことにしました**。すると2週間後に塩分濃度は０・36％にまで低下していました。ちなみに周囲の、誰も手を加えていない田畑は、ほとんど塩分濃度が下がっていない状況でした。

ＮａＣｌ（塩化ナトリウム）は強固な分子で、細菌といえどもそう簡単に分解できないというのが常識です。

誰が減少を想像したでしょうか？　さらに2ヶ月後には**土壌の塩分濃度は0・05％となっていました**。**植物の生育できる0・1％を下回っていたのです**。これは紛れもない事実です。

おかげでその年の10月には米をはじめその他の作物すべてが収穫でき、土壌細菌のさらなる可能性を感じました。この一連の実証実験の様子はＹｏｕＴｕｂｅ(https://www.youtube.com/watch?v=urH8fNTZQ2Q)で見ることができます。

そのほかに、群馬大学で一つの実証実験を行いました。カドミウム汚染された田んぼにバランスの取れた土壌細菌を撒くことで数値がどのように変化するかという実験です。

カドミウムに汚染された田んぼで育った稲は、カドミウムを吸い取り米つぶの中にも残留します。カドミウムの慢性中毒は公害病に認定されているように問題となっていますが、**土壌細菌を撒くとカドミウムの残留濃度が低下した**のです。

この仕組みは、とても面白いものでした。銅山では銅を地中から掘り出すので銅やカドミウムが地表に出て川に流れ込みます。銅は植物にとって毒なので銅山の周りや周辺の川の流域には植物が生えなくなります。カドミウムは動物にとっても毒です。周辺の川に住む魚を調べるとカドミウムが検出されます。

そうして流れ出す地点から川を下流にたどって調べていきます。すると上流では生えていなかった植物が、ある地点から生え出します。ただ、不思議なことにその地点の川の水の銅とカドミウム濃度を調べると銅とカドミウムは上流と変わらずに存在しているのです。

しかし、植物の中からは銅が検出されず、魚からもカドミウムが検出されません。

この数値の差異には土壌細菌が大きく関わっています。

土壌細菌は、銅山周辺の枯れた木を分解します。木の主成分はセルロースという物質ですが、セルロースのほかに、さらに硬いリグニンという物質も含んでいます。木の構成物質であるリグニンは細菌でもなかなか分解できないので、法隆寺のように木の建物が１０００年たっても現存するということが可能になるのです。

そのリグニンを果敢に細菌たちは分解にかかるのですが、あまりに硬くて分解の途中で残骸になります。これをフミン物質といいこの残骸の中に銅やカドミウムが取り込まれます。

リグニンの残骸のフミン物質に取り込まれた銅やカドミウムは、植物や動物は吸収できません。イメージとしては、フミン物質に銅やカドミウムを「閉じ込めて」、動植物に影響を与えないようにしてしまう、というものが近いかと思います。

これにはビックリです。**人は悪いものを集積して環境を破壊しますが、細菌たちはそれを拡散して動物と植物が住める環境に変えていく**のです。

土壌細菌の戦略は、まず植物が育つ環境である土を作り、植物を育てて動物を呼び込み動物の腸内に入り、動物の行動力で勢力範囲を広げる、というものです。

植物が住めない環境に変化したらあらゆる細菌たちが力を合わせて、新たに植物の住める環境を作ります。戦略を進めるためには、動物も植物も健康でなければならないからです。

細菌たちは環境や動物たちの健康も維持させようとします。つまりは、細菌自身のためなのですが、それが結果的に他の要素にも好影響を与える。共生をしているのです。何度も言いますが、その細菌を排除したり殺したりするのは人間だけなのです。

土壌細菌が人に有害な物質を取り除く

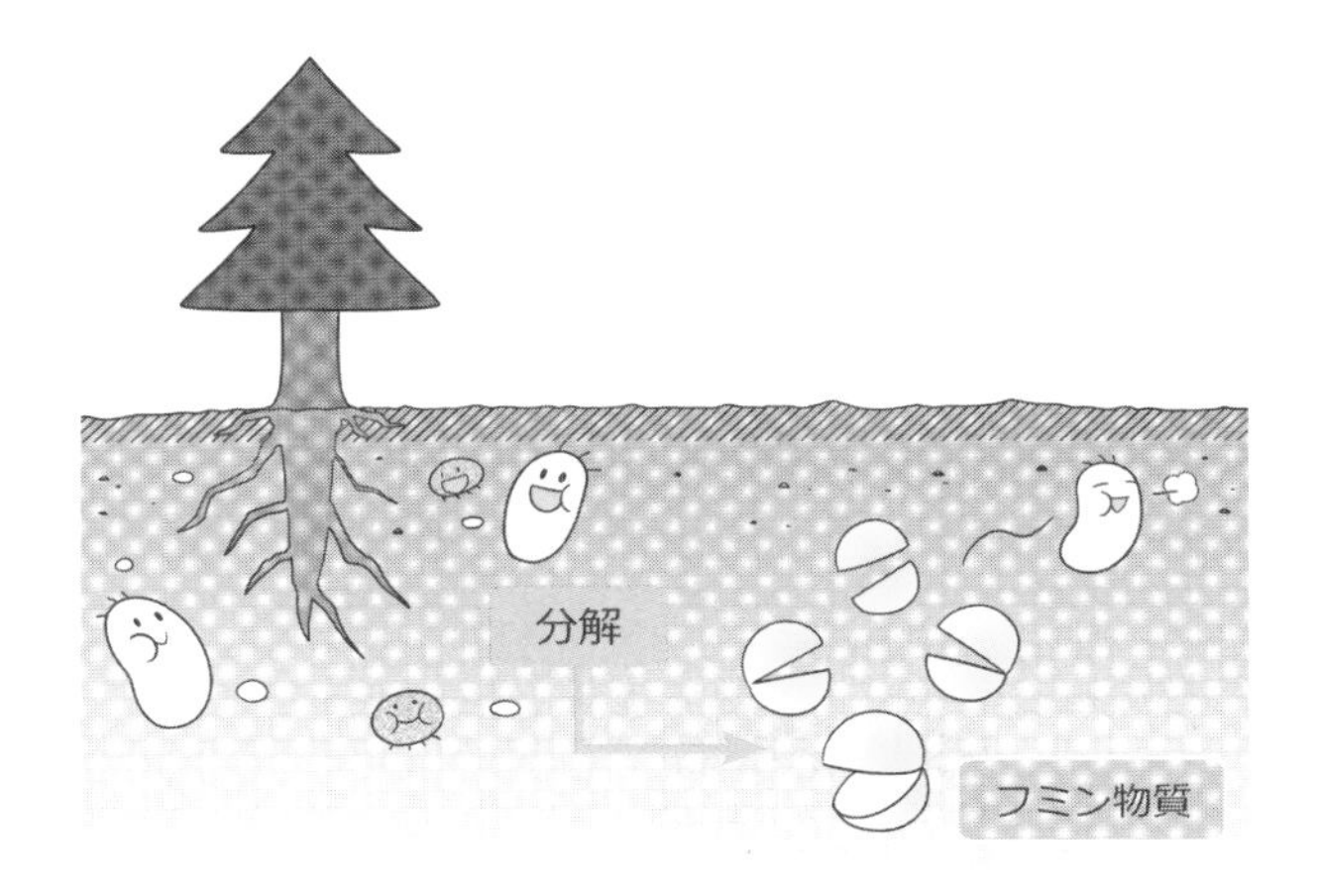

植物の中に含まれるリグニンは、土壌細菌でも分解しきれないほど硬いもの。最終的に細菌はフミン物質という形で残骸を残します。

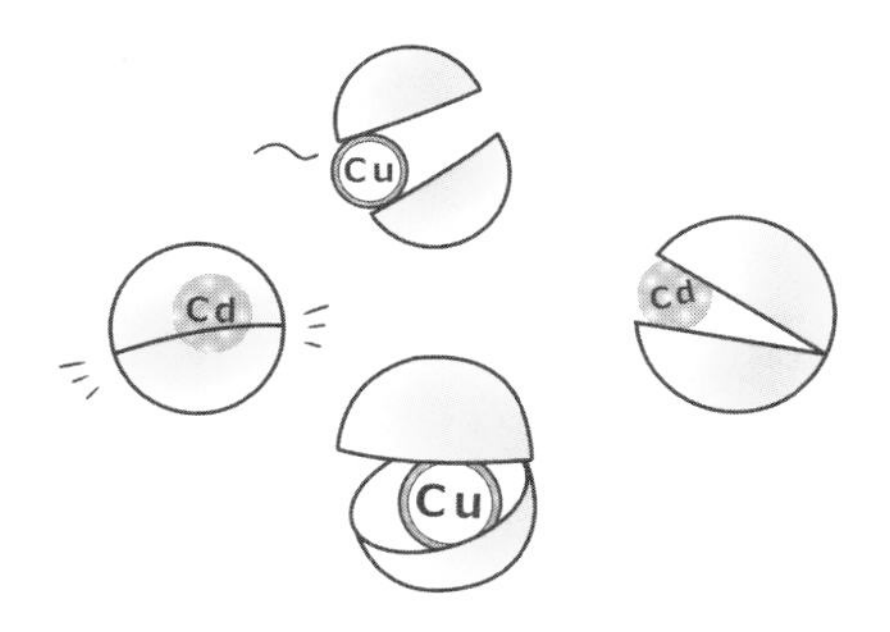

土壌細菌が作り出したフミン物質に、銅やカドミウムといった、人や動植物に有害な物質が取り込まれます。そうした有害物質は、動植物は吸収できません。

土壌細菌を飲んで元気になった母

土壌細菌のすごいパワーを知ってもらうために、最後に私の母の話をご紹介したいと思います。

人間の治療では、もし血圧が高ければ、血圧が高い原因を突き止めるよりも先に薬を投与して血圧を下げようとします。

でも、ちょっと待ってください。原因を突き止めないで病気が治せるわけがありません。

例えば、ゼンマイ式の時計が壊れたとします。直すには、なぜ針が動かなくなったのか、原因を突き止めなければ直りませんよね。ゼンマイが切れたとか、歯車が外れたとか、さまざまな原因があるはずです。ゼンマイが切れていればゼンマイを取り替えることで直るでしょうし、歯車が外れていれば、それを元に戻せば直ります。

原因もわからず薬を投与するのは、一体どういうことでしょうか？　それは見かけ上、正常のように見えるだけのこと。根本を治していないので、どんどん悪化していくのではないでしょうか。

なぜ血圧が高くなるかというと、血管が細くなり弾力性がなくなるから。ドロドロになった血液を細い血管に流さなくてはいけないので、圧力が必要になるというシステムです。

ではなぜ血管の弾力性が失われ、血液がドロドロになるか突き止めてそこを治さなければ、本当に治ったとはいえませんよね。お医者さんは本当の原因を知らないのでは？と思ってしまうこともあります。

そこで便利な言葉が生活習慣病です。

「お前の生活習慣が悪いから血圧が上がるのだ！」

と言われれば、自分の生活習慣を直さなければ治らないことになります。

生活習慣を見直さないのであれば（どのように生活習慣を直せば血圧が下がるかは不明ですが）薬を出しましょうということでしょう。

今から20年前、私が土壌細菌と腸内細菌の研究をし始めたころ、私の母は血圧が高いということで薬を飲んでいました。それは同時に私が、どうも医者の薬はよくないのではないかと感じ始めたころでもありました。

そこで**薬を一切やめさせ、「土壌細菌粉末」を毎日召し上がっていただくことにしました。**なぜ召し上がっていただくという表現なのか、それは薬機法でいう「飲む」が想像されてしまい、「土壌細菌粉末」が薬みたいに思えてしまうからです。

腸内細菌のバランスが取れれば、食べたものから腸内細菌が体に必要なありとあらゆる物質を作ります。血管にも栄養を送り弾力性が出てきます。腎臓にも必要な物質が届けられ、血液もきれいになりサラサラになるでしょう。

20年間土壌細菌を摂取し続けた母の90歳時の血圧は、上が120、下が80。まったくもって正常値に戻っていたのです。

「土壌細菌粉末」を飲みだすと、腸がきちんと動きだして顔色がよくなり、気持ちも元気になってきたというので、近くの遊歩道でのウォーキングを勧めました。すると母は、片道2kmの遊歩道を毎日歩くようになりました。

今から6年ほど前に母と一緒に家を出たとき、急に85歳の母がアスリートでもないのに走りだしたのです。85歳のそこら辺のおばあさんが走ることにビックリして追いかけて、

「どうしたの？」

と聞くと、

「会いたくない人がいた」

と言うのです。

これは自然界では大事なことです。私たちがひ弱な猿だとしたら、会いたくないライオンがヒョコっと出てきてしまったら、走って逃げれば生き続ける可能性が増すからです。

さらに母は、**入浴時風呂桶にお湯を入れ、そこに「土壌細菌粉末」を少量入れて湯船に浸かっている間、置いておきます。**そしてお風呂を出るとき、風呂桶の「土壌細菌抽出液」を全身にかぶるのです。顔にも頭にも全身くまなくかけます。母を見ると、肌がきれいなような気がします。

YouTube（https://www.youtube.com/watch?v=Gzfp5sb3AZA）に母の走っ

ている映像をあげています。元気をもらいたい人はぜひご覧になってください（「90歳にして走る母」で検索）。

きっと土壌細菌のパワーを目の当たりにすることになると思います。母のパワーもですが……。

第５章

体の臭いは
１日で消える！

臭いを消すバランス食

ダイエット。美容のためだったり、健康のためだったり理由はさまざまですが、ダイエットは現代人にとって欠かせないものとなっています（そのような状況自体も考え直す必要があるかもしれませんが）。

理由もさまざまですが、ダイエットの方法もさまざまです。健康的に運動をして体重を落とす、食べる量を減らすなど、挙げればきりがありません。

その中には「炭水化物抜きダイエット」や「○○だけしか食べないダイエット」といったものがあります。このような**栄養バランスを欠いた食事は必ず臭いを発します。**

趣味で格闘技のジムに通っている友人がいました。趣味とはいえ本格的に取り組んでいて、ある日、公式試合に出ることになりました。階級ごとに体重制限のある格闘技だったのでベスト体重を目指して減量をしなければならなくなりました。

それで行ったのが炭水化物をまったく食べないというダイエット。始めてから2kgまでは順調に体重が落ちていきました。しかし、そこからなかなか体重が落ちません。

それと同時に、汗もかいていないのに体から汗臭さのような臭いがし始めたのです。ダイエットを始める前はそんな臭いは一切していませんでした。明らかに、「炭水化物を抜いた後」に起きた現象でした。

人に必要な5大栄養素はタンパク質、脂質、炭水化物（糖質）、ビタミン、ミネラルです。人が食べたものから、タンパク質を分解する細菌たち、脂質を分解する細菌たち、炭水化物を分解する細菌たち、植物（セルロース）を分解する細菌たちが、それぞれ活躍してエネルギーや体を作る素のほか、体を調整するビタミンやミネラルを作ります。

炭水化物抜きダイエットでは、炭水化物が入ってこないので、それを分解する細菌たちは餌がありません。しばらくすると細菌たちは活動をやめ、逃げ出していなくなってしまいます。すると腸内細菌のバランスが崩れてしまう。だから体の中から臭くなってしまったのです。

一般的にバランスのいい食事と呼ばれるものは、まんべんなく必要な栄養素を取り入れる食事です。それは腸内細菌にとってバランスがいい食事。さまざまな細菌が活動しバランスが崩れることなく働いてくれます。ダイエットといえども臭いを発しないためにはバランスよく食事をすることが大事なのです。

人間に必要な5大栄養素と土壌細菌

この章ではタイトル通り「体の臭いを消す」方策を探っていきます。最初に挙げたのはバランスのいい食事。これについてもう少し詳しく見ていきましょう。

人に必要な栄養素は先ほども挙げたように、タンパク質、脂質、炭水化物（糖質）、ビタミン、ミネラルです。土壌細菌にはそれらを分解する、タンパク質分解菌群、脂質分解菌群、でんぷん分解菌群、セルロース分解菌群がきちんと存在しているのです。土壌では動物と植物を分解して植物の栄養を作ります。

さて、人の話をしていたのにいきなり土壌の話をしたので驚いた方もいるかと思いますが、私たちの腸内細菌は土壌細菌が口から入って腸に住み着いたものなのです。だから、土壌細菌を見ることは私たちの腸内を見ることと同じです。私たちは動物と植物しか食べ物として口に入れることはありません。腸内細菌はそれらの持つ栄養素を分解して、より体が吸収しやすい形にするのです。

タンパク質分解菌群はタンパク質からアミノ酸やエネルギー、ミネラルを作り、それらは主に体作りや修復に使われます。脂質分解菌群はエネルギーやミネラル、ビタミンなどを作ります。でんぷん分解菌群はエネルギーやミネラルを作ります。セルロース分解菌群はビタミンやミネラルを作ります。

私たちがご飯を食べるのは、腸内細菌のためといってもいいのかもしれません。腸内細菌は受け取った食事を分解し、エネルギーと栄養を得て増殖し、さらに私たちが元気に動けるために必要な物質（栄養素）を作っているのですから。

これは逆から話をすると、腸内細菌がいないと私たちが生きていくための物質は作られないということにもなります。例えば、野菜が大事だといって野菜をいくら食べても、それを分解するセルロース分解菌群がいなければ、野菜から作られるはずのビタミンやミネラルが作られることはないのです。

人に必要な5大栄養素

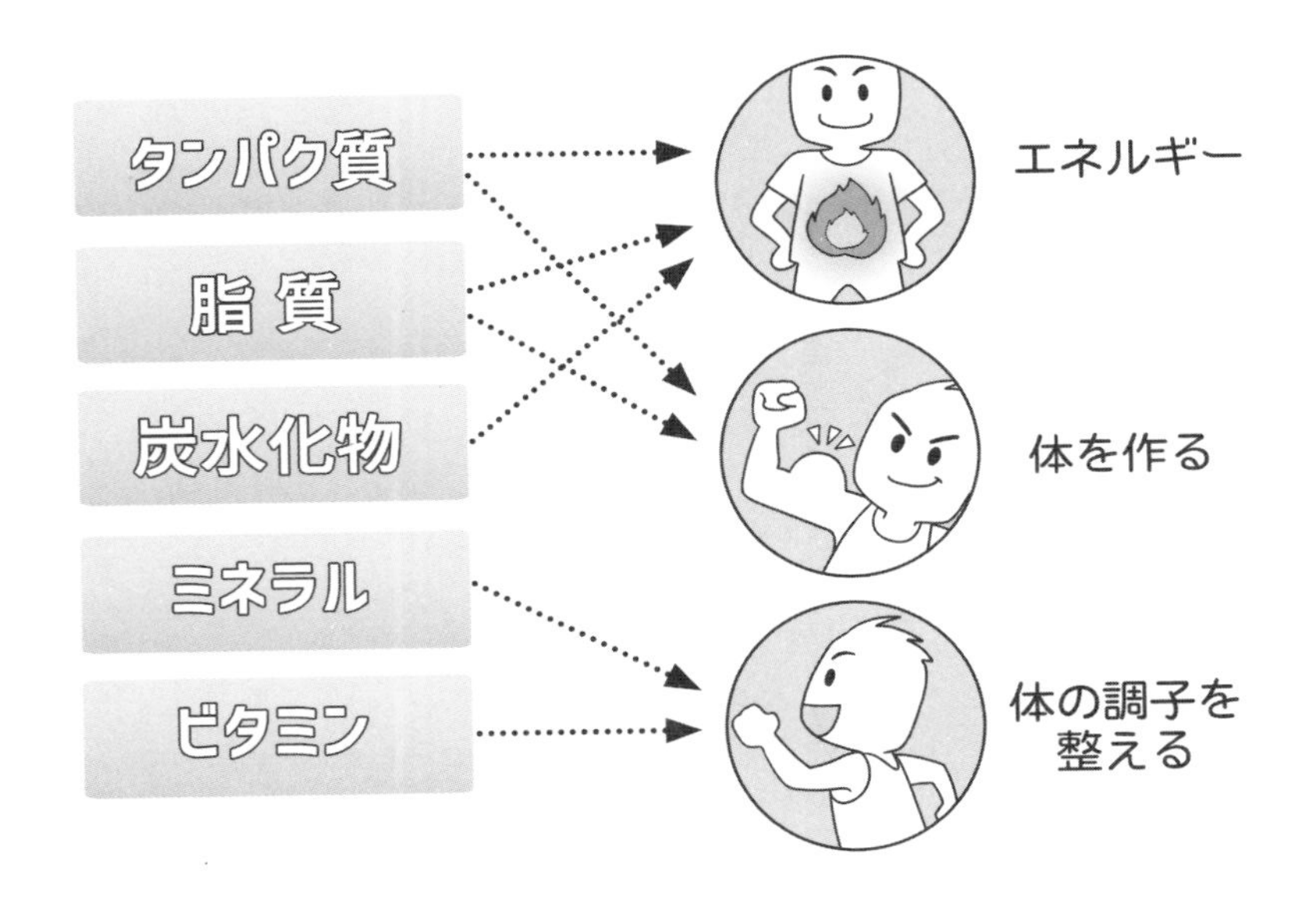

腸内細菌には、タンパク質分解菌群、脂質分解菌群、でんぷん分解菌群、セルロース分解菌群が存在し、5大栄養素を分解して体に有用な形にしています。

土壌細菌で臭いを消す

現在コロナ禍でなんでも消毒することが習慣化しています。新型コロナウイルスの流行を防ぐということで仕方のない部分はあるかと思います。

しかし、手の消毒や石鹸での必要以上の手洗いは、ゆくゆくは免疫力の低下を招いてしまう行為なのです。現代人はすでに免疫力が低下しているので、消毒や手洗いは仕方のないことかもしれませんが……。消毒に頼るよりも、免疫力を高めることに努めていただきたいものです。

そのほかに消毒しないほうがいい箇所は「臭いが気になるところ」です。口臭、体臭さまざまあるかと思いますが、これまでお話ししてきたように消毒をしてしまうことで細菌のバランスが崩れ、ますます臭うことになってしまうのです。

では臭いが気になったらどうすればいいか？　まずは口臭やウンチなど、体の中から臭う場合の方法をご紹介します。

臭いを消す方法は3つあります。

動物、植物がたくさんいてさまざまな細菌たちがいる大自然に身を投じ、採集、狩猟生活で悪いものを一切食べない方法と、アメリカで話題になっている土を食べる方法がそのうちの2つです。

土といっても庭の土ではいけません。なるべく人の踏み入れていない、いろいろな植物が生えていて、いろいろな小動物が闊歩して、いろいろな虫が飛び交っているところの土です。

とはいえ、この2つはなかなか私たちにはできるものではないですよね。そこで最後の方法です。じつは右の2つも細菌のバランスを整えるものなのですが、より効率的に土壌細菌をセットで体に投入する方法があります。土壌細菌が腸内細菌だという医師も増え、サプリメントにもちらほら土壌細菌含有というものが出てきています。ただし、有効な土壌細菌は数種類の細菌ではなく、さまざまな細菌がコロニー（集落）を作り存在することが必要です。

体の中からの臭いは、腸内細菌のバランスが崩れることによって起きます。バランスが崩れていなくなってしまった細菌は自然と再生すること、戻ってくることはありません。外から意識的に投入しなければなりません。
自然界の動物は常に土壌細菌を体内に取り入れています。泥がついたままなんでも食べるし、体についた土を舐めとっています。また常に体中に塗りたくってもいます。そうして土壌細菌を外から入れているのです。

では、人間はどうでしょう。物を食べるときは、材料を洗いますよね。それから火を使って料理をして、きれいなお皿の上にのせて食べます。毎日お風呂に入って、石鹸でゴシゴシ体を洗って細菌を落としています。

土壌細菌の補給が下手な動物なんですね。だから**意識的に、しかもひとつひとつの菌ではなくセットとして土壌細菌を取り入れるのが効率的**なのです。土壌細菌は全セットを投入しても、必要なものはきちんと残り、不必要なものは体から排出されます。そしていつもバランスを取っているのです。その細菌のバランスを取ることこそが、体の中からの臭いを消す唯一の方法なのです。

適度な運動が、腸内細菌を活発にする

次に体の外側の臭いの消し方です。これもやはり土壌細菌が活躍します。

体に土を塗るというのはなかなか難しいと思うので、この場合は「土壌細菌粉末」を水に溶いて気になる部分にかけるか、上澄み液をスプレーボトルに入れてかけると同じ効果が期待できます。足の臭い、靴の臭いはスプレーするだけで1時間もすると消えてしまいます。いくつかのメーカーから体の外からの臭いに特化した「土壌細菌粉末」が販売されているのでぜひチェックしてみてください。

臭いを消す方法と少しだけずれてしまうかもしれませんが、より腸内細菌が活発に活動する一つの方法をお教えいたします。それは運動です。

細菌は、宿主が健康で走り回って口に物を入れてもらうように頑張っています。口から入ってきたものが腸内細菌の餌になるのだから当然です。

人が運動を止めると、いつでも動けるように体にエネルギーを貯めておきます。これが脂肪です。代謝が悪くなり、老廃物が体の内部に溜まり、汗が臭いを発します。

運動をして代謝をよくすることが臭いを消すことにもつながるのです。

土壌細菌で口臭を瞬く間に消す

口臭は唾液の量が減る、あるいは消毒剤を使うと発生することはお伝えしました。消毒剤入りの歯磨き粉を使うと逆効果で、どんどん悪循環に陥ってしまいます。

歯磨きはブラッシングだけでＯＫです。ただ、歯についている糖は取らないといけないので15分ぐらいかけてブラッシングします。その後**「土壌細菌粉末」を口に入れてから水を含みクチュクチュと口の中を洗うようにしてから飲み込みます。**そうすることで口腔常在菌のバランスが整い、瞬く間に臭いがなくなります。

さらに、**土壌細菌は食道を通り食道の細菌のバランスも整えてくれます。**するとピロリ菌の増殖を抑えます。

間違えてほしくないのは、ピロリ菌はいてもいいものだということ。増えすぎてしまうことが問題なのです。食道の常在菌のバランスが取れていればピロリ菌が増えることはなく、ピロリ菌はそのバランスの中で本来の仕事をするのです。

その後、土壌細菌は、胃に行きます。ここの胃酸で殺される細菌もいますが、それを避けて腸まで届くものもいます。それらが腸内環境を整え体の中からの臭いを抑えてくれるのです。細菌を敵に回してはいけません。味方につけるのです。本来は味方なのですから。

口に入るものはすべて腸内細菌の餌になる

毒でなければ、有機物は何を食べても構わないと私は考えています。

よく牛乳は牛の赤ちゃんのもので人間用ではないという人がいますが、牛乳も腸に行ってしまえばタンパク質として分解されアミノ酸に変わります。牛乳に多く含まれるカルシウムも有機物に含まれるカルシウムなので腸内細菌も喜び、分解して栄養素として吸収されます。

大人になって乳製品を摂らなくなると乳成分を分解する腸内細菌がいなくなり、乳

製品を摂るとお腹を壊すということがありますが、乳製品を頻繁に摂るようになると分解する細菌がいつくようになり、その症状はなくなっていきます。

私の友人で、牛乳を飲むとお腹を壊す人がいるのですが、私が牛乳を飲んでいると、「牛乳は人間の飲むものじゃない！」といつも言っていました。半ば冗談、半ば本気で言っていたので、じゃあということで土壌細菌を毎日摂ってもらいました。

その後、牛乳を飲んでもらいました。するとやはりお腹を壊さなかったのです。コンビニに行くといつもコーヒーを買っていたその友人は、いまでは牛乳を買ってきて「こんな美味いものはない！」と、ゴクゴク飲んでいます。

お肌のトラブルを回避するには土壌細菌

土壌細菌は肌につくと、肌に必要な細菌が残り皮膚常在菌となります。皮膚常在菌は肌にバリアを張り、感染症の予防など病原性の細菌の侵入を防ぎます。私の友人の生まれたばかりの子供に湿疹が出たというので、産湯に土壌細菌粉末を０・２g入れて浸からせました。すると次の日には湿疹は改善に向かい、3日後にはきれいになってしまいました。

土壌細菌が腸内に入ると腸内細菌になります。すると食べたものからビタミンB群も作られ、肌がきれいになります。

腸内細菌のバランスが崩れている人はビタミンB群の生産が落ち、肌が荒れてしまいます。腸内細菌のバランスが取れていれば、ビタミンだけでなくタンパク質も分解されてアミノ酸が作られます。

アミノ酸は、体の修復に使われる栄養素です。コラーゲンもアミノ酸から作られます。そのため腸内細菌のバランスがよくないと肌の張りもなくなり、肌が荒れたり吹き出物ができたりしてしまいます。

私の母は20年ほど前から毎日土壌細菌を摂っています。現在92歳になりますが、年齢を考えたら驚くぐらいに肌がきれいです。

土壌細菌を摂っていると代謝がよくなるため髪の毛と爪の伸びが早くなります。髪の毛も爪もタンパク質なので、アミノ酸が腸内でたくさん作られるのでしょう。

アミノ酸がたくさん作られると寝ている間に体の修復に使われます。肌にもいいのは当然ですが、疲れもよくとれます。前の日の疲れが残っているということもありません。代謝がよくなるということは、皮膚のターンオーバーも質よく行われるということです。

お肌にはいいことずくめの土壌細菌。ケアは内から、外から、が効果的です！

臭いは最短1時間で消える！

これまで見てきたように、土壌細菌を有効的に使うと短時間で臭いを消すことができます。体の表面上の臭いは、瞬間的といってもいいぐらいにすぐに消えます。口臭は土壌細菌粉末を口に含んでクチュクチュ。脇の下、足、デリケートゾーンなどは水に溶いて振りかけます。たったそれだけで、1時間以内に臭いは消えてしまうのです。

しかし、これは対症療法にすぎません。臭いの原因が体の中からの可能性があるからです。

体の中の原因は、ほとんどが腸内細菌にあります。体の中からの臭いの代表選手はウンチの臭いです。ウンチが臭くなくなれば、体の中からの臭いを抑えることができている証拠です。3日で臭いがなくなる人もいます。ただし人によっては多少時間がかかる場合もあり、1ヶ月かかる人もいます。

私は、小さいころお腹が弱く、すぐお腹が痛くなっていました。

中学生ぐらいになると、強力な防腐成分の入った下痢止め薬を常用していました。その薬が体に合わなかったのか、腸内細菌のバランスを崩してしまったのです。

大人になってからは慢性的な痔を患い、ウンチが強烈な臭いを発していました。娘二人を保育園に連れていくために、玄関に座らせていたときにおならをしました。するると、二人の娘は「くさーい」と言いながら、なんと泣き出してしまったのです。

そのときは「大袈裟な」と思いながら笑っていましたが、いまにして思えばあのときの腸内環境は最悪で、よほどおならが臭かったのだと思います。

そのころの体調は、疲れてくると新鮮な刺身を食べても食中毒の症状が出てしまうというほどのものでした。救急車で運ばれたこともあります。

臭いは１時間で消える！

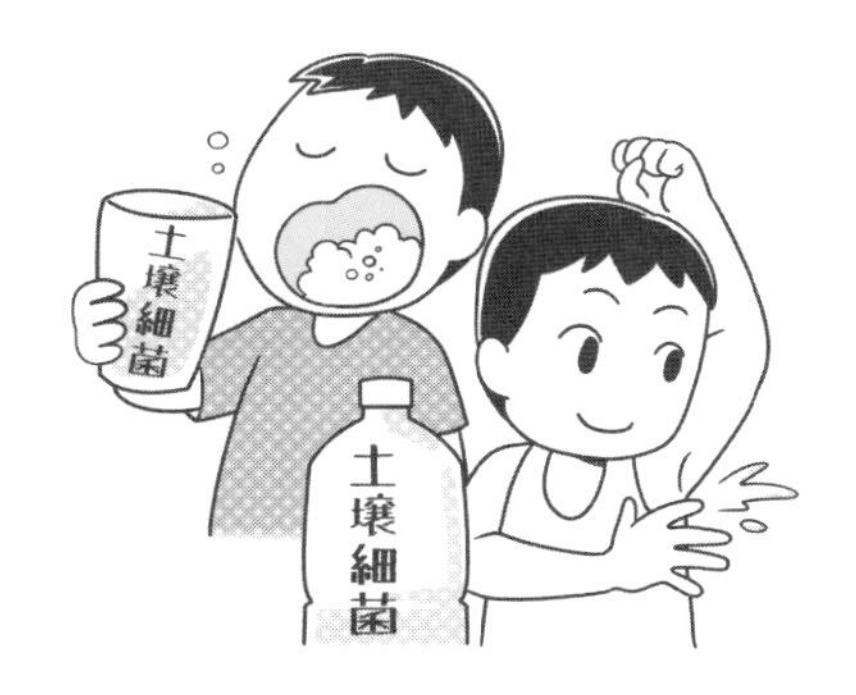

口臭には土壌細菌を溶かした水でうがいをします。脇の下、足、デリケートゾーンなどは水に溶いて振りかけます。これで1時間以内に臭いは消えるんです！

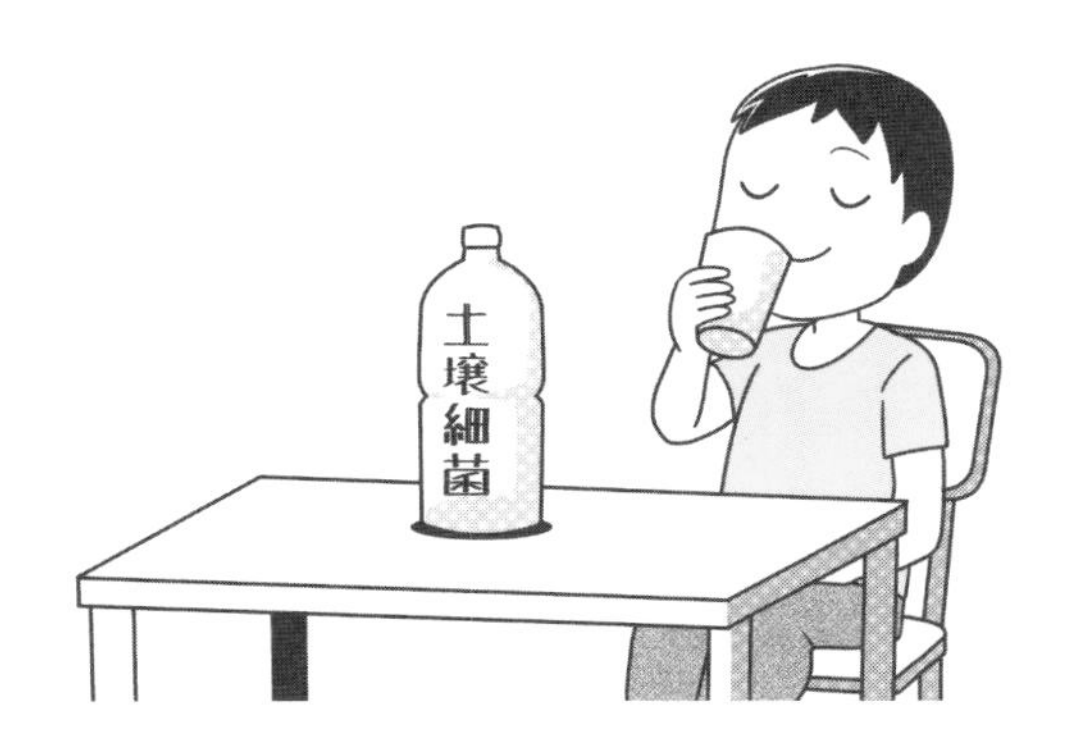

土壌細菌を摂れば、体の中からの臭いを抑える効果も。ただし、効果が表れるのは3日後から。人によっては1ヶ月かかる場合もあります。

また、1年に1回は胃痙攣（けいれん）を起こして七転八倒していました。当時は胃腸の弱い体質に生まれたのだと思い込み、そんな体と一生付き合っていかなくてはならないと思っていたのです。

しかし、**土壌細菌を摂るようになってこの20年間お腹が痛くなったことがありません。胃痙攣もありません。もちろん臭いもありません。**当時のことをいま思い返すと、臭うということがいかによくないことかわかります。

臭いを気にしている人の中には、体質だから仕方ないとあきらめている人もいるかもしれません。しかし、それは大きな間違いです。土壌細菌をうまく使えば、臭いのない「本来の」自分に戻ることができるのです。

第６章

免疫力を高めて
10歳若返る

免疫力の70%は腸内細菌が作る

NHKスペシャル『シリーズ 人体 神秘の巨大ネットワーク 第4集・万病撃退！〝腸〟が免疫の鍵だった』（2018年1月14日放送）で、ニューヨークヤンキース（当時）の「マー君」こと田中将大投手は「鉄壁の免疫力」だと放送されていました。

プロ野球の試合を10年で1回も休んだことがないというのです。その理由は、腸内環境がいいからだ、と説明していました。私も本当にその通りだと思います。

じつは、**体中の免疫細胞のおよそ7割が腸に集まっている**のです。そして、たくさんの種類の腸内細菌がいると、外部からの病原菌の侵入を防げるのです。免疫細胞の7割が集まっている腸が体を守ってくれると言ってもいいでしょう。

私が腸内細菌にのめり込んだのは、ある出来事がきっかけです。

みなさんは、痔の本当の原因を知っていますか？

Aさんは、30年間ずっと痔で悩んでいました。30年も痔をやっていますから、いつのころからか痔瘻になり、最終的には排便のたびに大出血していました。

しかし、Aさんが「土壌細菌粉末」を飲み始めたら、30年間付き合っていた痔がたった１ヶ月で治ってしまいました。

一般的には、痔になると、お尻の穴に薬を塗布するなどの治療をします。残念ながら、これでは根本治療にはなりません。痔のメカニズムを考えると、お尻には何の罪もないのです。本当の原因は、腐ったウンチなのですから。

大きなウンチをした、ウンチに時間をかけすぎて肛門が鬱血（うっけつ）したなどでお尻の穴の周辺に傷ができます。そこに腐ったウンチが触れることで痔の症状が現れます。痔はお尻の穴の病気ではないのでなかなか治らないのです。

大切なのは、腸内環境を整えて、腐ったウンチを出さないことだったのです。

このことに気づいたAさんは、そのときから「土壌細菌粉末」を20年間飲み続け、腸内細菌の研究を始めることになったのです。もうおわかりかと思いますが、このAさんとは、何を隠そう私のことです。

あるとき、仕事の取材で訪れた牧場で、「土壌細菌粉末」を与えた牛の痔が治った例を間近に見ました。そして、「土壌細菌粉末」を摂るようになりました。それで30年間悩んでいた痔がたったの1ヶ月で治ってしまったのです。

赤ちゃんであろうが土壌細菌が必要

赤ちゃんの湿疹を「土壌細菌粉末」で治した例を先ほどご紹介しましたが、「赤ちゃんに土壌細菌なんて大丈夫？」と思った方もいると思います。まだ免疫システムが万全でない（といわれる）赤ちゃんに土壌細菌をつけるなんて、というふうに。

しかし、原始時代なら赤ちゃんは土の上に生まれて土だらけになりますし、土のついた手を舐めます。なぜならこの地上に生まれたら体中を細菌で覆わないといけないですし、腸内に土壌細菌を投入しなければならないからです。

私も孫が生まれたときに、生後1週間で土壌細菌粉末を水で溶いて、脱脂綿に含ませて飲ませました。もちろん元気に成長しました。土壌細菌は赤ちゃんであろうが必要なものなのです。

前項で痔の話をしましたが、今度は便秘の話です。高齢の方や女性で悩んでいる人も多いと思います。

ある妊娠しているお母さんから「妊娠していますが『土壌細菌粉末』を飲んでも大丈夫でしょうか。便秘がひどいのです」という質問が来ました。動物は土壌細菌に生かされているため、病気であろうが、妊娠していようが、赤ちゃんであろうが、土と共に土壌細菌と共に生きているので問題はないということを伝えると、**2ヶ月後、「便秘も治り無事出産しました」と連絡がありました。**

すると今度は、生まれて間もない赤ちゃんが便秘で苦しそうだというのです。自分のように土壌細菌を飲ませてもいいかと聞いてきました。

赤ちゃんにも土壌細菌は必要だと言いましたが、体の力が弱いのはたしかです。成人と比べて、予測し難いことが起こることもあります。なので私は「責任は取れませんので〝いいですよ〟とは言えません」と返しました。

それでも再度苦しそうだという話があったので、ついに「私は孫に飲ませました。元気に育っていますよ」と伝えました。

その後しばらくしてから「無事ウンチが出ました」という喜びの連絡がありました。

ニキビにも土壌細菌が効果的

皮膚常在菌も土壌細菌です。ニキビは美肌菌のアクネ菌が異常繁殖してできてしまうことはすでにお話ししました。消毒剤や石鹸などで耐性菌になったアクネ菌が原因です。

ニキビ予防には「土壌細菌粉末」を浸すことで、土壌細菌が溶け出した水を顔に塗るのが効果的です。そうしてバランスの取れた皮膚常在菌を作ればニキビはできません。

石鹸は使わないほうがいいと言いましたが、肌に優しい石鹸であれば、使っても構いません。それで殺されてしまう皮膚常在菌もいますが、石鹸で洗った後に「土壌細菌粉末」水を顔につければバランスの取れた常在菌が住み着くのでご安心を。

ニキビ予防にも土壌細菌！

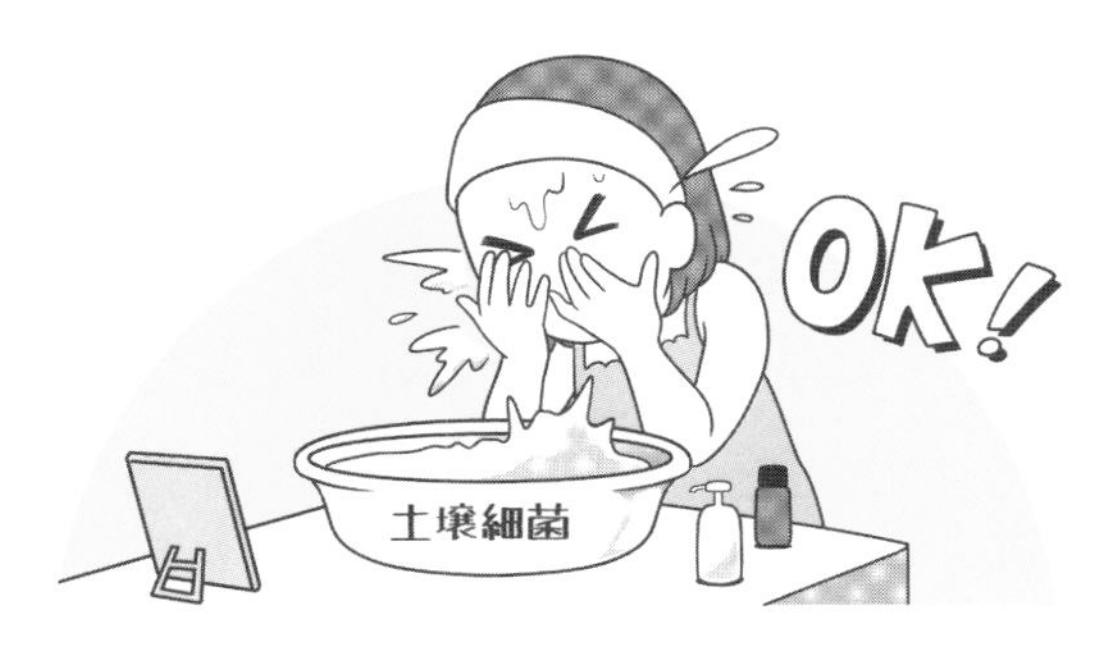

土壌細菌粉末を浸すことで、土壌細菌が溶け出した水を顔に塗るのが効果的。アクネ菌の異常繁殖を抑え、バランスの取れた皮膚常在菌を作ればニキビはできません。

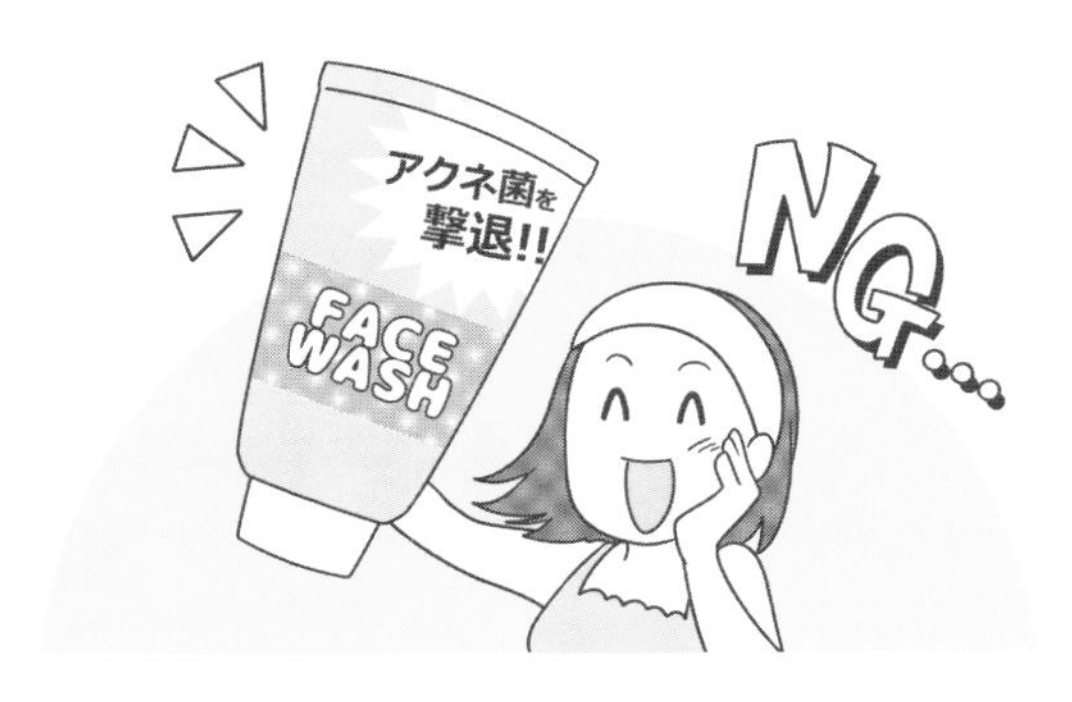

アクネ菌を殺菌すると、耐性菌ができるなどして細菌バランスが崩れます。すると、逆にアクネ菌を異常繁殖させてしまう結果に……。

ニキビとは違いますが、お肌のお手入れとしてコラーゲンを肌に塗っている方がいますが、これはじつはあまり意味がありません。**コラーゲンはタンパク質で、肌から吸収することはできない**からです。

タンパク質は体を作る材料です。タンパク質は腸内細菌によって分解され、アミノ酸になり吸収されます。そのため、肌からは吸収することができないのです。

土壌細菌で腸内細菌のバランスをよくし、バランスのいい食事をすることでお肌のトラブルもなく、きれいな肌になることができるのです。

水虫の薬を発見したらノーベル賞もの

水虫、治ります！

水虫は白癬菌（はくせんきん）などいくつかのカビ菌が原因ですが、これらのカビ菌は土壌にもいる普通の菌たち。いること自体が問題なのではなく、**異常に繁殖してしまうことが問題であり、それが水虫という症状を引き起こす**のです。

増えてしまった場合、つまり水虫になった場合は、その箇所に土壌細菌のさまざまな細菌たちを送り込んでやればいいのです。そうすると拮抗状態（餌の取り合い）になり、水虫を引き起こすカビ菌の数が減って症状はすっかり治ります。消毒剤などにより耐性菌になっていたとしても、拮抗状態には勝てないので数を減らすのです。

「土壌細菌粉末」を１滴の水で溶いて患部に塗りつけるだけでＯＫです。

また、生活習慣病のように、腸内細菌が関係して発症する病気が増えています。これらの病気は、現代医学では腸内細菌のことには触れられていないのでお医者さんでは治せません。

多くの病気は次の２つのタイプに分けられます。**腸内細菌のバランスを崩し免疫力が低下することで発症する病気**と、**腸内細菌が各臓器で使われるはずの材料を作らないために発症する病気**です。

ということは、腸内細菌のバランスを整えれば、免疫力は上がり、各臓器も動き出すのですから、病気が改善する可能性があるはず。つまり健康であった「元の状態」に戻るわけです。

歳をとって動けなくなり、食欲がなくなると免疫力は低下します。免疫力が低下すると細菌たちは体を分解にかかり土に戻そうとします。そうすることで植物の栄養になるというのが、地球の循環です。

病気にならないためには免疫力を低下させないことです。免疫力を低下させないことなどと簡単に言いましたが、生物の基本は腸です。**腸の働きを完璧にするには、バランスの取れた腸内細菌が必要で、それがいれば免疫力は必ず上がります。**

しかし、いまの世界は腸内細菌をやっつけてしまう方向に進んでいます。それについては次の章で詳しくお話ししたいと思います。

みるみる血糖値が下がった！

あるとき、ヘモグロビンＡ１ｃが高いという人が私のところに相談に来ました。お医者さんの薬を飲んでもなかなか下がらないというのです。そこで土壌細菌を勧めました。摂取を始めて３ヶ月ほどして検査があり、数値を聞いてみると少し下がった程度だったというのです。

そんなはずはないと思い、生活習慣を聞いてみると、毎日晩酌しているそうなのです。お酒はアルコールなので腸内細菌を消毒してしまいます。腸内細菌が補充されてもアルコールで殺されてしまっては、意味がありません。

とはいえ、楽しみをごっそりとまるごと奪うのは忍びないので、土壌細菌を寝る前の歯磨きの後に飲むだけではなく、朝にも飲んでもらうようにしました。腸に食物が来る前には腸内細菌がちゃんといてほしかったからです。

夜にも飲むのは虫歯予防もありますが、寝ている間にアミノ酸が潤沢にあれば体の修復を行い疲れなくなります。

1日に2回飲んでもらうようにしてから3ヶ月後の検査で、お医者さんに言われたそうです。

「何をしたんですか!?」

それほどまでに血糖値は下がっていました。

土壌細菌を摂るようになって、血糖値が下がる人は大勢います。腸内細菌のバランスが崩れインスリンの材料を十分に作れなければ、インスリンが出づらくなったり、変性します。

このように腸内細菌が原因で血糖値の高い人は、土壌細菌を摂ることで下がります。腸内細菌のバランスが崩れている人は、体中に必要な物質の材料が作られないわけですから、人によってさまざまな病気になってしまうのです。

腸内細菌がコレステロールをコントロールする

コレステロールは、悪玉でも善玉でも体に必要なものです。悪玉コレステロールの仕事の一つに、体の表面へ油分を送るというものがあります。悪玉が少なければ、髪の毛も皮膚もパサパサになってしまいます。

ただし、増えすぎるとやはり問題があります。善玉コレステロールにしても多すぎても少なすぎても問題があるでしょう。

このコレステロールをコントロールしているのが腸内細菌なのです。彼らは複雑な体の仕組みを把握して、必要なときに必要なだけ必要なものを用意する。人智を超え

腸内細菌がコレステロールバランスを整える

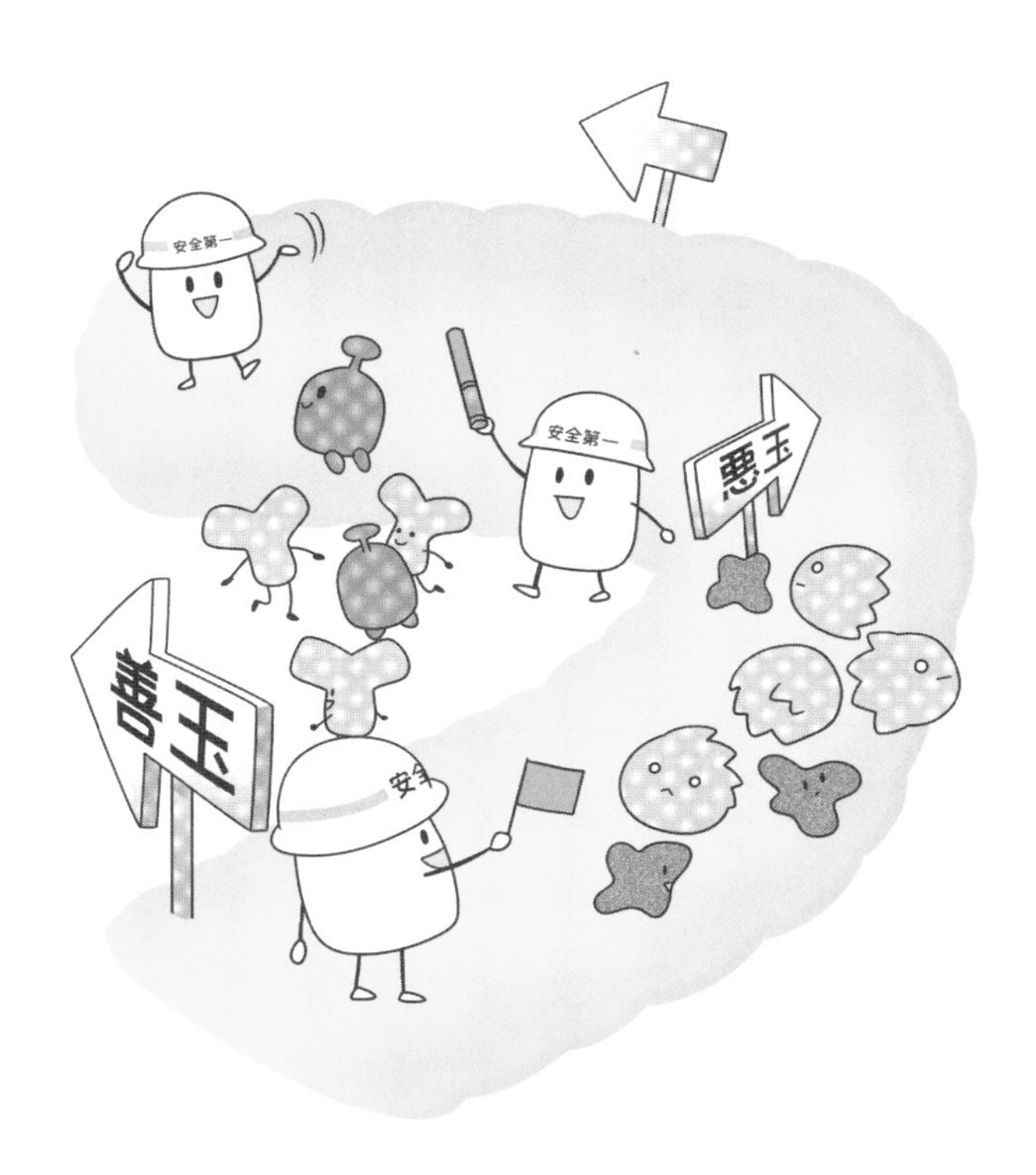

悪玉コレステロールも体には必要なもの。腸内細菌は、腸内におけるコレステロールのうち、善玉、悪玉の量のバランスを調整して人間の健康を保っています。

た働きをします。

なぜかといえば私たちに健康でいてもらい、元気にそこら中を走り回ってもらわなければ彼らが困るからです。

第7章

自然治癒力こそ
真に病気を治す

世界一危険!? 日本の食品

日本の食品は安全という安全神話があり、日本ではオーガニックの食品を扱うお店があまりありません。それでも最近は増えてきたと感じますが、アメリカやヨーロッパなどの海外ではオーガニックは大流行です。コストコに行ってみてください。オーガニックの商品で溢れています。もっと驚くべきことは、オーガニック商品の輸出大国に中国が含まれるということです。

世界中で禁止されているものが、日本では問題なく売られているということが多くあります。中国でも禁止されているのに日本では売られているというものもあります。有名なのはマーガリンやショートニングに使われているトランス脂肪酸です。アメリカやヨーロッパの一部、台湾などで禁止されています。そのほかにも世界で禁止されているにもかかわらず、日本で許可されている食品、食品添加物があります。それを知ると**日本の食品が世界で一番危険かもしれない**と思えるほどです。

農薬についても日本は後進国といえるでしょう。日本の米作りの現場を見てみると、農薬を使わないとやっていけない現状がわかります。もともと農協の買取価格は安いのですが、お米には等級があり、農薬を使って、虫に食われて傷がつかないようにしなければ、等級が下がり安くなってしまいます。

野菜も同じで、スーパーマーケットに並べる野菜に虫食いがあれば、売れないということもあります。農薬を使えば必ず食べる部分に農薬が残ります。私たちは農薬入りのお米や野菜を食べているのです。

それにプラスして加工食品を食べれば保存料が入っているといったふうに、私たちは少しずつ毒を食べて静かに自殺を図っています。毒が効いてくると癌になったり、臓器が働かなくなって、糖尿病になり、血圧が上がって血液がドロドロしてくると脳梗塞、脳溢血、心筋梗塞などなど……、さまざまな病気が待ち受けているのです。

危険な食品で日本は未病の巣窟に

農薬でも、食品添加物でも、世界で禁止されたものが日本に来る。いまや日本は世界のゴミ箱といわれるほどです。それだけ危険な食品が出回っている日本で生きている限り、少しずつ体は蝕まれ、大きな病気につながっていくわけです。**日本には病気予備軍、未病の人がいっぱいいる**のです。

この未病にどう対抗していくのか？　それには免疫力を上げるしかありません。病気を治すには、病気に負けない体を作り、自分の力で病気を追い出していくしかないのです。

医学の父といわれているヒポクラテスも、自然治癒力が本当に病気を治すものであると言っています。

自然治癒力を高めてくれる腸内細菌

体の中からの臭いは免疫力が低下しているというサインです。見かけ上の臭い消しでは、もちろん免疫力を上げることにはなりません。免疫力を上げ自然治癒力を高めるためには腸内細菌が重要です。

免疫の70％を腸内細菌が占めているといわれていますが、私は１００％だと思います。なぜなら病原菌に対して戦う力は免疫細胞で、免疫細胞が活動するエネルギーは腸内細菌が作るからです。免疫細胞が、「敵が来た」と受け取る神経伝達物質の材料は腸内細菌が作ります。

細胞が傷ついてそれを修復するためにはアミノ酸が必要です。アミノ酸を作るのも腸内細菌です。私たちは腸内細菌に守られ、生かされているのです。腸内細菌をベストに保つことで免疫力を上げ自然治癒力を高めることができるのです。何度も繰り返しますが、臭いは免疫力低下の危険信号です。

お酒はアルコールなので腸内細菌を殺してしまい、そのことでバランスが崩れます。

腸内細菌のバランスが崩れれば、排泄物が臭くなります。バランスを崩したまま放っておくと体の中から臭くなってきます。これは免疫力低下のサインです。

免疫力を上げるには、腸内細菌を補給することでしか対処する方法がありません。人類は長い歴史の中で、それを補給することをしなくなってしまいました。乳酸菌だけではすべての免疫力を上げることはできません。乳酸菌だけでは体中で使われる物質を作ることができないからです。たまたまその乳酸菌だけが足りなかったという場合は効果がありますが、そんなことはまずありません。

反対に乳酸菌が大量に腸まで届けば、乳酸菌は強い細菌なので他の細菌を殺してしまいかえってバランスを崩す人も出てきます。自然の土壌にあるように、さまざまな細菌がいる環境が最適のバランスなのです。

免疫細胞の活動を助ける腸内細菌

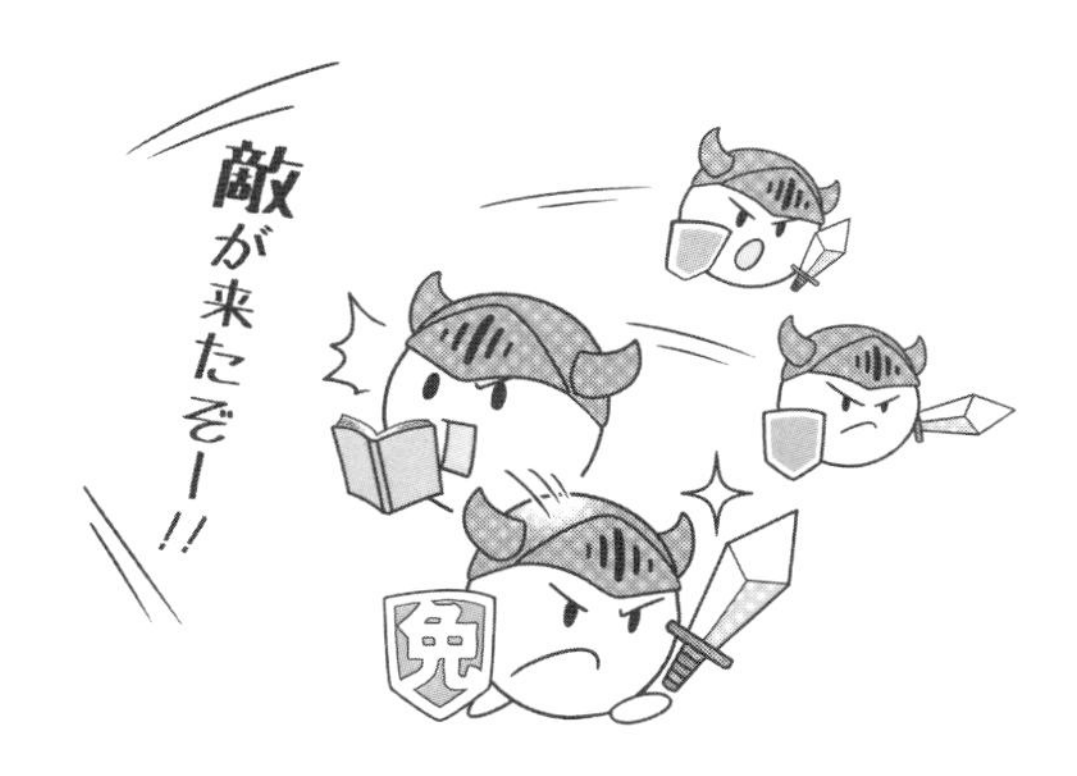

病原菌と戦う免疫細胞。その免疫機能を回復させ正常に働かせるためには、アミノ酸やビタミンをはじめとした、腸内細菌が作り出すさまざまな物質が必要です。

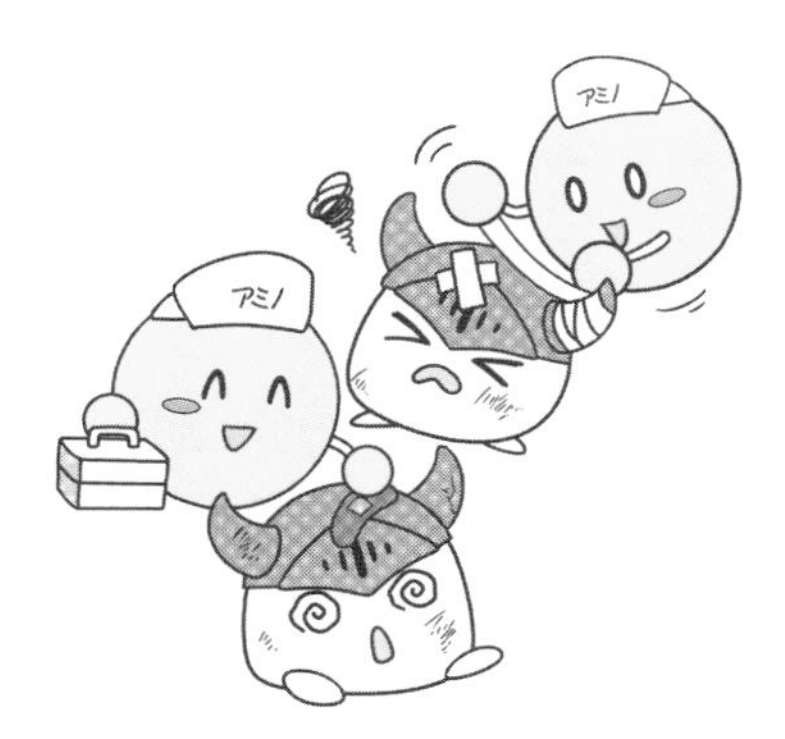

私たちの免疫力を上げるには、アミノ酸を増やさなければなりません。そのためにも、腸内細菌を補給して体のバランスを整えることが最優先となります。

腸内細菌は地球からの贈り物

医学の父といわれるヒポクラテスの言葉に、

「人は自然から離れるほど病気に近づく」

「人は誰でも１００人の名医を体の中に持っている」

「自然治癒力こそ真に病を治すものである」

「食べ物で治せない病は医者にも治せない」

「食事を薬とし、薬は食事とせよ」

「病気は食事療法と運動によって治療できる」

「健全なる体を心がけるものは完全なる排泄を心がけなければならない」

などといったものがあります。


さて、ここまで本書を読みすすめてくださった読者のみなさんはもうお気づきですよね。ヒポクラテスの言っていることは、すべて腸内細菌のことではないでしょうか。

医学の父の言葉は、現代医学とは程遠い気がしますよね。

１８００年代の後半に次々と病原菌が発見され、病気は細菌が原因であると解明されたところから細菌を遠ざける考え方が広がります。

同じころ、乳酸菌も発見されますが、総じて細菌は悪者であるというイメージが人々に刷り込まれ、悪いことをする細菌がいたら周りにいる細菌も皆殺しだという考え方になっているようです。

例えば、ピロリ菌も発見されれば、ピロリ菌だけでなく常在菌も一緒に殺してしまいます。さまざまな細菌がいるとピロリ菌も数を制限され本来の仕事をするのにもかかわらずです。

ヒポクラテスが言っていることは、すべては腸内細菌や他の常在菌が行っているということと、さまざまな細菌がいる環境さえ整えられれば、細菌は悪いことをしないということです。

農業の現場で次のような実証実験を行いました。

熊本のイチゴ農家さんで、土壌細菌を土に入れてイチゴがどう変わるかの実験です。

土壌細菌が有機肥料から十分なミネラルを作り、糖度が上がり、イチゴの本来の味で酸味もあり大変美味しくなりました。

これはもちろん予想していたものでしたが、もっと驚いたことはその年に流行したウドンコ病にまったくかからなかったということです。

その年は雨が多く、周りのイチゴのハウスでは、ウドンコ病という葉っぱに白いカビの生える病気が蔓延しましたが、**土壌細菌を土に入れたハウスだけウドンコ病はなかったのです。**

ウドンコ病の原因は、土の中にいる糸状菌というカビの仲間です。ただし、これは本来土作りに重要な細菌です。

ところが、農薬などで土壌中の細菌のバランスが崩れると糸状菌だけが増えてイチゴの葉っぱについて、カビを生やし光合成を阻害してしまうのです。これも通常いる細菌が悪さをする典型的な例です。

いい土作りには糸状菌は欠かせないのに、増えすぎると悪さをするので、農家の方々は消毒して殺してしまう。そうして土壌はますますおかしくなっていってしまうのです。反対に細菌だらけにすると病気が起きないといういい例だと思います。

土壌細菌は、38億年をかけていまの地球の環境を作ってきました。私たちが悪者と決めつけている悪玉菌がいなければ、いまの地球環境は違うものになっていたかもしれず、私たち人間は存在しなかったかもしれません。その細菌から進化し植物が生まれ、私たち動物が生まれました。

細菌たちは植物を、動物を育む環境を作り、私たちの健康を維持しています。土壌細菌が腸内細菌であり、口腔常在菌であり、皮膚常在菌なのです。いってみれば**腸内細菌は地球からの贈り物**なのです。

燃やすことで生命の循環から外れてしまう

地球全体で見てみると木々などの緑はどんどん減っています。緑が減るということは動物の食料が減るということです。緑を頼って生きてきた動物はどんどん減っていきます。人も例外ではなく、地球全体で見れば食料が不足しています。

私には、人が火をコントロールできるようになってから、生命の循環から外れているように思えます。火を使うことで獣を遠ざけ、食料に火を通すことで賞味期限を延ばし、穀物に火を通すことで食べやすくなり、農業が始まり、開墾するために森林を焼き払い畑を作ります。こうして人は、人口を増やしてきました。

よく、化石燃料を使うことは持続性がなく、森林を有効利用することは持続性があるといいます。その理由は化石燃料を燃やし続けて枯渇すれば再生できませんが、森林を燃やしても、また植えれば再生できるというのです。本当にそうでしょうか。

木の一生を見てみましょう。木は夏にかけて葉を生い茂らせ秋になると葉を足元に落とし、細菌たちに分解してもらい栄養豊かな土を作り、次の成長の糧とします。木が枯れて倒れれば、細菌たちが分解し土を作り、次の世代の栄養とします。これが本当に持続可能な循環です。

私たちの世界を見てみると、オーストラリアで木を切り日本に持ってきてパルプにしコピー用紙になります。コピーされ、いらなくなったらゴミ箱へ行き焼却処分場で燃やされます。炭や灰になると有機物ではなくなるので、細菌が関与できなくなり、植物の使えるミネラルではなくなってしまいます。昔の家で焼き杉板を家の外壁に使ったのも同じ理由です。炭化した板は細菌が関与できなくなるため腐らないのです。

そして、オーストラリアには植物の栄養が戻らないので砂漠化していくということにもつながります。アメリカの牧草を食べて育った牛は、ウンチをして牧草地に栄養を返しますが、牛肉になって日本に来ます。アメリカで育った小麦はアメリカの大地のミネラルを吸って日本に来ます。牛肉も小麦も日本人が食べてウンチをします。ウンチやアメリカの食材で育った肉体はアメリカに戻らないので、アメリカでは植物の栄養が不足し砂漠化しています。

その後ウンチは汚水処理場へ行き固体と液体に分けられます。固体は圧縮乾燥して燃やされます。燃やされると有機物ではなくなるため、微生物が関与できなくなり植物の栄養となるには何年かかるかわかりません。６６００万年前に小惑星が地球に衝突し、地球全体が火の海になりました。そのときに炭化した地層がまだそのまま残っています。燃えて作られた炭素は循環しづらいことがわかります。

燃やすということは、植物の利用できるミネラルが減少するということです。さらに火は細菌を殺します。動物は火を使わず、生で食べます。ウンチを燃やさず、自然の循環の世界にいます。人は、火を手にしたときから循環の世界から逸脱して、破滅の方向に向かっているのです。

生活習慣病の原因は生活習慣にはない

生活習慣病といわれますが、その人の生活習慣が悪いだけではありません。もちろんお酒をやたら飲む、睡眠時間が少ない、バランスよく食事をしないということも要因の一つですが、人の社会に住んでいれば、お酒も飲まない、タバコも吸わない、バランスよく食事をしている、睡眠も十分にとっている人でも生活習慣病になる可能性があります。

それは、人の住む環境では土壌細菌のバランスが崩れていることと、きれいに洗って火を使う食事からは土壌細菌の取り込みができないということと、残留農薬、抗生剤、消毒剤、保存料などなど、細菌を殺すものに囲まれているからです。それはいくら規則正しい生活をしても逃れられるものではありません。

現生人類の寿命は38歳ほどだったということが、DNA解析でわかっています。先史時代は狩猟採集生活ですから、俊敏に動けなくなれば口に物が入らず免疫力が低下し、病気や怪我を悪化させ寿命が尽きるのでしょう。

現代の人間の寿命はその2倍で……と思うかもしれませんが、そうではありません。ＤＮＡ解析の情報では38歳で同じなのだそうです。そう言われてみれば40歳あたりから体のあちこちに不具合が出てきたような気もします。

それでも現代人は先史時代と違い俊敏に動かなくても、スーパーマーケットに行けば、野菜から肉まで売っていますので、栄養が摂れないということはありません。あとは腸内細菌を常に補給して、バランスのいい食事を摂ること、適度な運動で免疫力を常に高めておくことで、健康に１００歳まで生きることができるでしょう。

本書に登場している私の母を見ていると、それは実感として伝わってきます。多少物忘れはありますが必要なことを忘れるわけではないので問題ありません。何でもかんでも覚えているとストレスも大きくなるので、適度に忘れることも大事です。２０２１年１月に92歳になりましたが、「まだ走れるよ」と言っていました。その後に「ちょっと膝が痛いけど」と小さい声で言っていましたけど。

１００歳は超えそうです。**母の食事を見てみると野菜、肉、五穀米など、腸内細菌の餌となるタンパク質、でんぷん、脂質、セルロースが入っているので問題なさそう**です。いつまでも健康で、「ねんねんころり」ではなく「ピンピンころり」が幸せです。

そんな人生を送れそうな気がしています。

自分の健康は自らの手で守るしかない

私たち人間は、生物の歴史から見れば後発組の動物です。地球の歴史から見ると最初に細菌たちの世界から始まり、細菌たちは地球の環境を作っていきます。いまある動物と植物が生きていける環境を作ったのはすべての細菌たちなのです。

ですから善玉菌とか悪玉菌という問題ではありません。すべてがいないと私たちが安心して健やかに生きていける環境が作れないのです。

自然界の動物は細菌と共生しています。細菌を殺すことはありません。なぜなら自分たちの住める環境を破壊することになるからです。自分の首を絞めることになるのです。その環境を破壊し自らの首を絞めている人間はどうしたら健康を維持できるのでしょう。

繰り返しお伝えしているように、私たちの周りには腸内細菌の敵だらけです。しかも自然界ではないためじっとしていても、人の住む環境中の細菌もバランスを崩しているので、土壌細菌はバランスよく腸に入ってきません。保存料やｐＨ調整剤、消毒剤、抗生物質、残留農薬などが知らず知らずのうちに腸内細菌を抑制し、殺しています。

また、アルコールで腸内細菌を殺菌している人もいます。

この状況の中で健康に生きていくためには、自ら考え、行動しなくてはいけません。インターネットで調べて出てきた情報が答えではありません。偉い先生が言っていることだけが正しいとは限りません。自分で調べ、自分で判断し、自分で実行していくしかないのです。

自然界の動物と同じ行動をしていれば問題ないのですが、人はその道から外れてしまっています。言ってしまえば何が正しいか誰もわかりません。**自分の健康は自らの手で守るしかない**のです。

おわりに

細菌たちにいい奴、悪い奴などいない――。

全員で地球の環境を作ってきました。1匹たりとも不必要な細菌はいません。その多様性が植物の多様性を生み、動物の多様性を生んだのです。

細菌と植物、動物は共生関係にあるので、その反対も言えます。動物、植物の多様性が細菌の多様性を生むとも――。

動物を排除し、虫を排除し、植物を排除すると、私たちの周りには細菌の多様性がなくなってしまいます。追い討ちをかけるように細菌そのものを殺菌することだってしています。

私たちは細菌の作った環境で生まれています。**細菌を排除するから悪臭を発し、免疫力が低下するのです。**本当に自らの健康は自らの力で守るしかありません。

地球の表面上では、細菌たちが主役です。彼らが地球を支配するために動植物を育む環境を作り、植物を育て、動物を使って勢力範囲を広げているのです。そこに人が現れて数を増やし、細菌に反旗を翻し、多様性を排除し、殺菌に奔走しています。

人は細菌の作る環境の中でしか生きていけないのにもかかわらず。

細菌の作る環境の中でしか生きていけないのなら、殺すよりも「共存」していくほうが賢い選択ではないでしょうか。しかも細菌は人間に害を及ぼす存在ではありません。むしろ人間を健康にして、生活を豊かにしてくれる存在なのですから。

お問い合わせ
GBC Lab
soil@gbc-lab.com

佐々木 淳（ささき・あつし）

土壌・腸内細菌研究家／GBC Lab所長

1955年、東京都新宿区に生まれる。

父親は市会議員、母親は専業主婦。父親からは「世の中の常識を疑って生きろ」という教育を受ける。

中学時代はサッカーにのめり込み、都大会に出場。

大学を卒業後、地方公務員、外資系会社を経て、映像制作会社の代表取締役になる。

取材で訪れた牧場で土壌細菌を与えた牛の痔が治った例を間近に見て、
同じ成分である発酵成分を摂ることによって著者が30年間悩んでいた痔が治る。

そのときから細菌の効果効用に目覚め、

「人間の健康をつくるのは腸内細菌」という真実を世の中に広く伝えることを決意する。

2015年、沖縄に「バイオスフィア研究所」を作り所長となり、安心安全な畜産に取り組む。

その活動は日本のみならず、海外にも広まり、ネパールの土壌改良のため現地に土壌改良剤工場を建設中。

また、京都に土壌改良の農場を作り、安心安全な食べ物の生産を行っている。

ライフワークは、「腸内環境によって健康で長生きできる人をひとりでも多く増やすこと」。

Special Thanks to

出版プロデュース：
株式会社天才工場 吉田 浩

編集協力：
海老沼 邦明
株式会社マーベリック 大川 朋子
奥山 典幸

本文イラストレーション：
松野 実

校正：
株式会社ぷれす

「体臭」「口臭」「加齢臭」が劇的に改善する腸の習慣
においは1日で消える！

二〇二一年（令和三年）八月八日　初版第一刷発行

著　者　佐々木 淳
発行者　石井 悟
発行所　株式会社自由国民社
東京都豊島区高田三―一〇―一一 〒一七一―〇〇三三
電話〇三―六二三三―〇七八一（代表）
カバー画　さわたり しげお
造　本　ＪＫ
印刷所　大日本印刷株式会社
製本所　新風製本株式会社